# 신재용의 가정의학 생활백서

신재용 지음

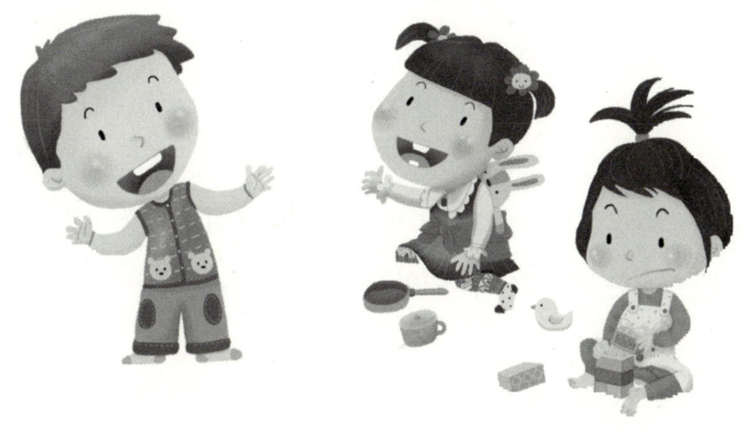

중앙생활사

# 생기발랄한 아이로 키우는 동서고금의 지혜

　'생기발랄'하다는 말만 들어도 기운이 솟구치고 활력이 넘쳐난다. 생기(生氣)란 싱싱한 생명력이요, 생생한 빛이기 때문이다. 생명력은 삶의 원동력이며 사람을 보다 드높이 추진하는 활력이다. 생생한 빛이며, 씨알 한 톨이 언 땅을 뚫고 싹을 틔우는 발아력과 같은 것이다. 발랄(潑剌)은 끊임없는 에너지의 분출이며, 다함 없는 약동이다. 팔딱 뛰는 하늘도 꿰뚫을 것 같은 발뜀이 곧 발랄이다.

　아이들은 이래야 한다. 체력만이 아니라 활력이 있어야 한다. 영롱한 생채로 빛나야 하며, 높고 넓게 꿈을 펴고, 그것을 이루기 위해 도약의 힘이 있어야 한다. 그래서 아이들은 '바이탈리티(vitality)' 해야 하고 '라이블리(lively)' 해야 한다. 이 책에서 추구하는 바가 바로 이것이다. 단지 질병 치료만 서술한 것이 아니라 아이들이 생기가 발랄해질 수 있는 방법을 알려주는 것이다.

　생기가 있으면 똘똘해진다. 똘똘하면 생기를 한껏 발휘할 수 있다. 그래서 이 책은 똘똘한 아이로 키울 수 있는 동서고금의 지혜를 간추려 축약시켰다.

1부에서는 아이들이 발현하는 몇 가지 증상만 갖고도 어렵지 않게 질병을 이해하고, 이로써 용이하게 치료하고 조섭을 지도하며 혹은 응용할 수 있게 구성하였다.

2부에서는 아이들에게 자주 나타나는 질병을 이해하고 대처할 수 있도록 구성하였다. 특히 근래 들어 급증하고 있는 어린이 성인병에 대해서도 약술하려고 노력하였다.

그러면서 아빠 엄마가 아이를 키우면서 궁금해하고 때로 당황해하는 점을 'Q&A' 형식으로 수록하여 쉽게 이해할 수 있도록 세심하게 배려하였다.

3부에서는 이유식을 비롯해 아이들에게 좋은 음식에 대해 기술하였다.

따라서 이 책이 아이들 건강 증진에 도움이 될 것을 자부하며, 우리 아이들이 이로써 더욱 생기발랄해지고 똘똘해진다면 필자는 큰 보람을 얻을 것으로 믿는다.

아이를 사랑하는 마음으로

신재용

CONTENTS

## 부모님이 가장 궁금해하는 우리 아이 건강백과 Q&A

## 2부 아이들을 괴롭히는 대표 질환을 알아볼까요

### 1장 신경계 질환과 혈관계 질환



### 2장 소화계 질환

# CONTENTS

# 3부 우리 아이 건강 챙기는 음식 건강보감

## 1장 모유 수유와 이유식



## 2장 보다 튼튼하게 보다 크게 보다 똑똑하게 키우는 음식

# Baby Medical

# 1부

# 이런 증상이 생겼을 때 어떻게 할까요

# 소아 질환의 증상에 따른 처방법

# 아기가 이유 없이 아파요

## 변증(變蒸), 아기가 잘 자라는 신호

아기가 이유 없이 아픈 것을 흔히 민간에서는 '이가 나고 뼈가 자라느라고 그런다' 고 한다. 이것을 '변증(變蒸)' 이라고 한다. 마치 누에가 잠을 자고, 용이 껍질을 벗고, 범이 발톱을 가는 것과 같이 태독이 흩어져 없어지는 과정에서 아기가 '변하면서 자란다' 는 것이 변증이다.

이 과정을 통해 오장의 기가 변하면서 일곱 가지 정서적 칠정이 생긴다. 따라서 '변증' 은 아기가 육체적으로 잘 자라고 있으며 정서적으로도 잘 자라고 있다는 좋은 신호인 셈이다.

아기는 태어난 날로부터 32일마다 한 번씩 변증한다. 두 번 '변' 할 때마다 한 번씩 '증' 한다. '변' 이란 뼈를 성장시키며 오장의 기능을 키우는 것이고, '증' 이란 지혜와 총명을 키우고 육부를 기르는 것이다. 따라서

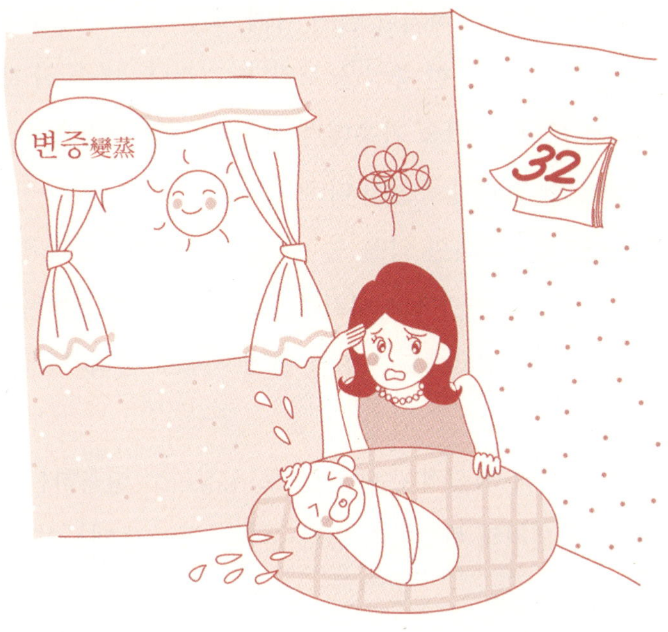


갓 태어나서 첫 32일 만에 한 번 '변' 하면 오장 중 신장에 기가 생기고, 64일 만에 두 번 '변' 하고 한 번 '증' 하면 육부 중 방광에 기가 생긴다.

이런 식으로 32일마다 변증을 거듭하면서 심장, 소장, 간장, 담낭, 폐장, 대장, 비장, 위장의 순으로 오장육부에 기가 생긴다. 이렇게 10변과 5증 뒤에 처음으로 치아가 나오고 말을 할 줄 알며, 기뻐하고 성낼 줄 알게 되어 완전해진다.

옛말에 "기가 팔다리에 들어가 열 번 변해서 작은 뼈를 자라게 한다"고 한 것도 이를 두고 한 말이다.

'변' 이란 기가 오르는 것이며, '증' 이란 몸에 열이 나는 것이다. 따라서 한 번 변하고 한 번 증할 때마다 가볍게 열이 나고 약간 땀이 난다. 중한 경우는 열이 심하고, 혹은 토하거나 땀이 나며, 혹은 울고 손발을 내두르며 목말라 한다. 감기와 비슷한 증상을 보인다. 그러나 '변증'일 때는 귀가 차고 꽁무니가 차며, 윗입술 가운데가 물고기 눈알 모양으로 허옇게 부풀어 오르기 때문에 감기와 증상이 다르다.

아기가 변증으로 힘겨워하면 약을 쓸 수 있다. 증상이 경할 경우에는 약간 발산시키고, 중하면 약간 설사시킨다. 그러나 경한 경우에는 5일 만에 저절로 풀리고, 중한 경우에도 7~8일 만에 저절로 풀리기 때문에 치료하지 않아도 된다.

'변증'은 출생 후부터 정신적·육체적으로 성장하고 발육하는 과정에서 일어나는 특이한 생리적 현상이지 병적 증후는 아니기 때문이다.

# 젖을 빨지 못해요

## 금구(噤口)·촬구(撮口)의 병

갓난아기가 눈을 감고 울음소리가 점점 약해지며, 입 안과 혀 위에 좁쌀알 크기의 흰 알갱이 같은 것이 가득 돋아나서 젖을 빨지 못하는 경우가 있다. 흰 거품을 토하기도 한다. 그러면서도 대소변은 정상적으로 잘 나온다.

이것은 태열(태중의 열독)이 심장과 비장에 들어가 생긴 것이다. 이것을 금구(噤口)라 하며, 일명 아구창이라고 한다.

이때는 박하즙으로 입 안을 깨끗이 닦아주거나 밤 속껍질 달인 물로 입 안을 닦아준다. 혹은 사시나무(백양목)의 가지를 불에 태우면 진이 흘러나오는데, 이 진을 걷어내어 입 안에 발라준다.

아기가 젖을 빨지 못하는 원인 중에는 가볍지 않은 병증도 있다. 이것을 촬구(撮口)의 병증이라고 한다. 갓 태어나서 3~7일 안에 생기는 중한 병이다. 혀가 뻣뻣하고 입술이 주머니를 졸라맨 것처럼 죄어들면서 젖을 빨지 못한다. 아울러 얼굴과 눈이 누러면서 붉고, 입술이 푸르며, 숨을 몹시 가빠하고, 입에서 흰 거품이 나온다. 또 울음소리를 내지 못하고, 고통스러워서 얼굴을 찌푸리며, 팔다리가 얼음같이 차가워진다. 매우 무서운 병증이다. 이것은 태열 독이 심장과 비장에 들어가서 생긴 것이다.

이때는 백강잠(누에 유충이 백강균으로 죽은 것)을 약간 볶아서 가루를 낸 다음 꿀로 개어 입술에 바른다. 혹은 우황을 죽력(참대기름)에 타서 자주 입 안에 발라준다. 또 아기의 잇몸을 보아 좁쌀알 같은 것이 돋아 있으면 더운물에 적신 손가락으로 가볍게 문질러 이 물집을 터뜨려버린다.

한편 갓 태어나 입을 다물고 젖을 빨지 않는 것을 마아(馬牙)라고 한다. 치료하지 않으면 100에서 하나도 살지 못한다. 아기의 잇몸을 보아 좁쌀알 같은 물집이 있으면 침으로 터뜨려 피를 내고, 박하잎으로 먹을 갈아 그 먹물로 입 안을 닦아주고 젖을 2시간 동안 먹이지 않는다. 민간에서는 이 물집을 치분(齒糞)이라고 하는데, 침이나 손톱으로 터뜨리고 꿀을 발라 주어도 좋다.

참고로 《동의보감》에는 다음과 같은 방법도 기술되어 있다.

첫째, 갓 태어나 젖을 빨지 못하거나 소변을 누지 못할 때는 파의 흰 밑동 큰 것을 네 갈래로 쪼개어 모유와 함께 끓여, 그 물을 아기의 입 안에 떠넣는다.

둘째, 갓 태어나 토하면서 젖을 빨지 못하면 모과와 생강을 함께 달인 물을 입에 떠넣는다.

# 헛것을 보며 놀라요

## 객오(客忤)와 중악(中惡)

객오(客忤)라는 병증이 있다.

신장의 기능이 연약한 아이가 갑자기 이상한 물건이나 낯선 사람을 접촉하거나 헛것을 보며 놀라는 병증이다. '얼굴빛이 5가지 색으로 변한다'고 표현할 정도로 다양한 색깔이 얼굴에 내비친다. 특히 거품 같은 침을 토하는데, 침의 색깔이 푸르거나 누르스름하거나 희다. 혹은 소화가 전혀 안 된 그대로 설사하며, 배가 아파한다. 또 몸이 뒤틀리며 경련을 일으킨다. 마치 경풍이나 간질처럼 보인다. 다만 눈이 위로 뒤집히지 않는 것이 경풍이나 간질과 달라 감별할 수 있다.

이때는 입 안과 목젖 좌우를 살펴보아 작은 알맹이가 많이 돋았으면 참대를 침처럼 뾰족하게 다듬어 그것으로 알갱이를 찔러 터뜨린다. 참대가 없으면 손톱으로 터뜨려도 된다. 그런 다음 ‘소합향원’이라는 어린이 구급약을 생강 달인 물에 풀어서 먹인다.

한편 중악(中惡)이라는 병증이 있다.

갑자기 명치 아래가 찌르는 것처럼 답답하고 날뛰면서 죽을 듯하다. 인중(코와 윗입술 사이의 홈) 부위가 검푸른 것이 특징이다.

이때는 ‘소합향원’을 먹이거나 혹은 사향을 곱게 갈아 식초에 타서 소량씩 손가락에 찍어 아기의 입 안에 자주 발라주면서 먹인다.

참고로 아기가 밤이면 심하게 우는 경우가 있는데, 그 원인은 4가지로 나뉜다. 그중에는 객오와 중악이 원인으로 밤에 우는 경우가 있다. 물론 낮에 울며 밤에 놀라는 일도 있지만 반드시 해질 무렵을 전후로 하여 더욱 심하게 우는 것은 객오와 중악이 원인이다.

이때는 앞에서 밝힌 객오와 중악의 치료법에 준하여 치료하면 된다. 《동의보감》에서는 ‘전씨안신환’을 먹이라고 했다.

‘전씨안신환’의 처방은 다음과 같다.

■ **처방** : 맥문동 · 마아초 · 백복령 · 산약 · 한수석 · 감초 각각 20g, 주사 12g, 용뇌 2g

■ **제조 · 복용법** : 위의 약들을 가루 내어 꿀로 반죽한 다음 40g으로 30알을 만든다. 한 번에 1알씩 사탕 끓인 물에 풀어 먹인다.

# 밤에 자꾸 울어요

불안정하거나 불안할 때 짜증을 잘 부리는 신경질적인 아이는 밤에 잘 울고 보채게 마련이다. 그러나 밤에 자꾸 우는 것이 반드시 신경질적인 데만 원인이 있는 것은 아니다. 밤에 우는 병증은 흔히 한증, 열증, 입 헐음, 객오의 4가지 원인으로 나뉜다.

'한증'으로 우는 경우는 배가 아파서 우는 것으로, 얼굴이 푸르면서 희다. 입김이 싸늘하며, 손발이 차고 배가 차다. 또 허리를 구부리면서 울며, 한밤중이 지나서 우는 것이 특징이다.

'열증'으로 우는 경우는 속이 답답해서 우는 것으로, 얼굴이 벌겋고 소변도 붉으며, 입 안에 열이 있고 배가 뜨겁다. 또 몸을 뒤로 젖히고 땀이 나면서 운다. 초저녁에 울기 시작해 새벽에 가서야 멎기도 한다.

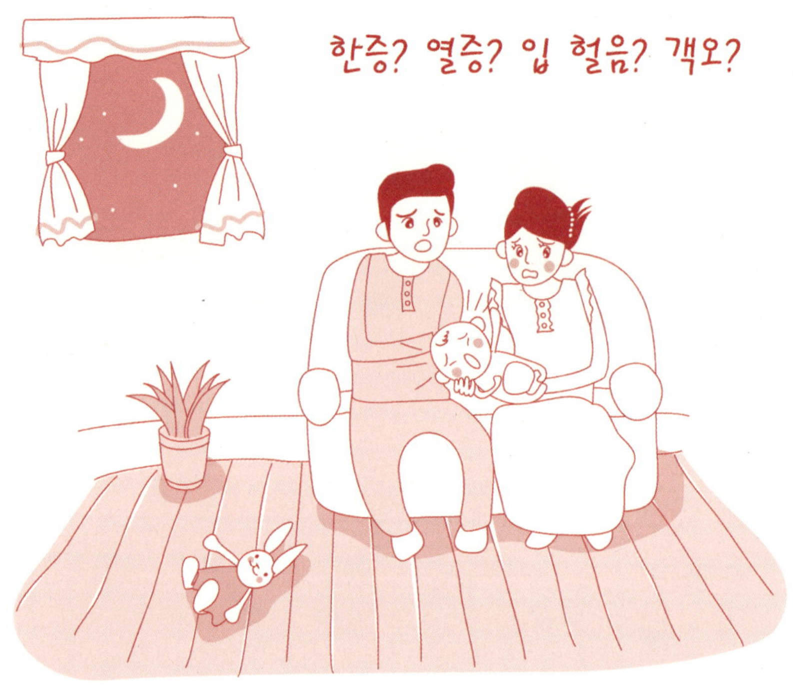


'입 헐음'으로 우는 경우는 젖을 빨지 못하고, 젖꼭지를 물리기만 하면 운다.

'객오'로 우는 경우는 앞에서 밝힌 바 있다.

한증이 원인일 때는 까치콩을 볶아 끓인 물을 먹인다. 정신신경을 안정시키는 식품이다. 열증으로 가슴이 답답하여 울 때는 등화(골풀의 꽃) 3~4개를 곱게 갈아서 등심(골풀의 속) 달인 물로 개어 하루 세 번씩 입에 발라서 젖을 물려 넘기게 한다.

굴조개의 껍질도 좋다. 진정작용과 해열작용이 강하여 효과가 있다. 땀을 많이 흘릴 때도 좋다. 진정·해열을 목적으로 하면 생껍질 그대로 쓰고, 땀이 많을 때는 프라이팬에 볶은 후 끓여서 먹인다.

참고로 아기가 우는 것이 꼭 나쁘기만 한 것은 아니다. 특히 갓 태어나서 한 달 안에는 잘 우는 것이 좋다. 태열, 태독, 태경이 모두 울음을 따라 흩어지기 때문이다.

그러나 어떤 질병으로 우는 것인지 잘 살펴볼 필요가 있다. 예를 들어 감기, 중이염, 코막힘, 소화장애, 변비나 설사 등일 때 잘 울 수 있다. 특히 5분 정도 울다가 1시간 정도 조용하기를 반복하면서 토마토케첩 같은 변을 보면 장염전(장이 꼬이는 것)을 의심해본다.

또한 오후 6시부터 10시 사이에 많이 울면서 잘 그치지 않고 얼굴이 벌겋게 되도록 배에 힘을 주면서 주먹을 쥐고 울면 콜릭(영아 산통)을 의심할 수 있다.

콜릭 때문에 우는 경우는 아기 5명 중 1명꼴로 나타나는데, 생후 2~4주경에 시작되어 생후 4개월을 넘기지 않는 게 특징이다. 이럴 때는 아기를 편하게 해주고, 공기 흡입이 많지 않도록 해주며, 모유 중이면 엄마가 카페인 음료, 종합감기약, 양파, 양배추 등의 섭취를 금해야 한다.

# 05

# 열이 심해요

소아의 열은 표열(겉열), 이열(속열), 허열, 실열의 4종류로 구분한다.

표열은 풍기나 냉기를 쐬어 생기는 열이다. 계속 열이 나고 입김이 뜨겁다. 하품을 하며 코가 막힌다. 바람이 싫고 머리가 아프며, 대체로 땀은 나지 않는다.

이열은 살이 쪄서 피부의 지방층이 두껍거나 내부 장기에 이상이 생길 때 발생하는 열이다. 입술이 건조해지고 갈증을 느끼며, 머리에 열이 나면서 아프다. 소변이 붉고 대변은 딴딴하다.

허열은 체력의 소모가 많고 기혈이 쇠약해져서 전신의 기능이 부족할 때 나는 열로, 몸에 열이 있으나 물을 마시지 않는다. 사지는 싸늘하며 안색이 좋지 않다. 소변 색이 아주 맑고 희게 보이며, 대변은 평상시와 같다.

실열은 체내에 열이 축적되어 남아돌 때 발산되는 열이다. 얼굴에 열이 나서 물을 자주 찾으며 땀이 난다. 가슴이 답답하고 배가 항상 가득 찬 듯한 느낌이다. 간혹 입 안에 종기가 생기기도 하며, 소변 색이 붉고 변비가 된다.

표열에는 칡뿌리가 좋다. 해열 및 발한작용을 하는데, 체력을 보충하고 심장기능을 강화하면서 열을 떨어뜨리기 때문에 소아에게 무난히 쓸 수 있다. 칡뿌리를 가루 내거나 갈분(칡뿌리의 전분)을 조금씩 꿀물에 타서 먹인다.

이열 또는 허열에는 지골피(구기자나무 뿌리껍질)가 좋다. 해열작용이 강하여, 땀을 수반하는 열을 내리는 데 효과가 있다. 현미를 진하게 끓인 물로 지골피를 끓여 조금씩 먹인다.

실열에는 댓잎이 좋다. 얼굴이 벌겋게 달아오르고 소변이 붉으며 입 안이 헐고 열에 의해 코피가 날 때 좋다. 새로 돋은 지 얼마 안 되어 돌돌 말린 상태로 있는 댓잎이 더 좋다. 끓여서 조금씩 수시로 나누어 먹이는데, 오래 끓이지 않도록 해야 한다.

한편 열을 떨어뜨리는 데는 지렁이가 통용될 정도로 효과가 아주 좋다. 특히 목이 부어 열이 날 때 더 효과적이다. 1일 3g씩 물 200cc로 끓여 반으로 줄어들면 하루 동안 여러 차례 나누어 먹인다.

또 열을 떨어뜨리는 외용제로는 '두부 팩'이 효과가 있다. 두부를 으깨어 꼭 짜서 물기를 없앤 건더기에 같은 양의 밀가루를 섞어 잘 치대어 반죽해서 거즈나 헝겊에 두툼하게 고루 펴서 이마에 붙인다. 물기가 말라 반죽이 갈라져 터지기 전에 자주 갈아 붙이도록 한다.

# 열의 여러 형태

### 오장의 열

열이 나며 왼쪽 뺨이 붉으면 '간열'이다. 근육이 뼈에 닿도록 눌러보아 뜨거우면 간의 열이다. 새벽 3~7시에 열이 더 심하다. 손으로 옷섶을 만지작거리며, 힘줄이 이완되고 힘이 없어 자리에서 일어나지 못한다. 쥐가 나며, 성을 잘 내고, 잘 놀란다.

열이 나며 오른쪽 뺨이 붉으면 '폐열'이다. 열이 높고 오싹오싹하며, 추웠다 열이 났다 한다. 해가 기울어질 때 열이 더 심하다. 물을 많이 마시고, 반드시 숨이 차며 가슴이 답답하고 기침을 한다.

열이 나며 이마가 붉으면 '심열'이다. 열은 한낮에 심하며, 속이 답답하고 입김이 뜨겁다. 얼굴을 땅에 대고 엎드리며, 눈을 위로 치뜨고 머리를 흔들며 이를 간다. 손바닥이 달아올라 화끈거린다.

열이 나며 코가 붉으면 '비열'이다. 열이 나면서 물을 많이 마시고, 밤이면 열이 더 심하다. 코가 붉고 나른하여 눕기를 좋아하며, 팔다리를 거두지 못하고 맥없이 동작한다.

열이 나며 아래턱이 붉으면 '신열'이다. 신장이 허하여 나는 열은 눈을 내리뜨고 밝은 것을 두려워하며, 열에 견디지 못하고 자리에서 일어나지도 못한다. 벌레가 뼈를 갉아먹는 것처럼 뼈가 쑤신다.

■**조열(潮熱)** : 조수와 같이 날마다 그 시간이 되면 열이 나고, 일정한 시간이

지나면 열이 내린다.

■**태열(胎熱)** : 태중에서 열을 받아 태어나면서부터 얼굴이 붉고 눈을 감으며, 대변이 굳고 소변이 붉으며 젖을 먹지 못한다.

■**골증열(骨蒸熱)** : 조열이 있으면서 살이 여위고 뺨이 붉으며, 입이 마른다. 식은땀이 나고, 가슴과 손·발바닥이 번조하다.

■**담열(痰熱)** : 열이 나며 얼굴이 붉다. 숨이 차고 기침하며, 목구멍에서 가래 끓는 소리가 난다.

■**학열(瘧熱)** : 하루에 한 번씩, 또는 2~3일에 한 번씩 발작하듯 오한과 신열이 오락가락한다.

■**장열(壯熱)** : 열이 계속 나고 심하다. 놀라면서 경련이 일어난다.

■참고로 열이 있으면서도 물을 마시지 않는 것은 열이 겉에 있는 것이고, 열이 있으면서 물을 많이 마시는 것은 열이 속에 있는 것이다. 또 손바닥과 발바닥이 뜨거운 경우는 속열이나 감기일 경우가 많고, 손등과 발등이 뜨거운 경우에는 세균 감염일 경우가 많다.

# 06

# 열성 경련을 자꾸 일으켜요

소아는 주로 3가지 이유, 즉 간질이나 경풍(경기), 발열로 경련을 일으킨다. 그중에서 발열에 의한 경련을 '열성 경련'이라고 한다.

열성 경련은 모든 소아의 약 8%가 경험한다. 2세를 전후하여 잘 나타나며, 남아가 여아보다 2배 이상 많이 발생한다. 생후 6개월에서 6세까지의 소아가 체온이 상승할 때 3분의 1이 재발한다.

소아에게 열성 경련 발작이 잘 일어나는 이유는, 소아는 매우 여리고 항병능력이 약하여 외부적인 여건, 특히 열에 쉽게 영향을 받아 심포(心包)가 손상되기 때문이다.

또 소아는 간기능이 항상 이상항진하기 쉽고 신기능과 비장의 기능은 항상 모자라기 쉬워 경련이 잘 일어난다. 특히 소아는 양기가 지나치기 쉬워 열병이 쉽게 발생하며, 열이 심하여 풍을 일으키기 쉽고 풍이 성하면 경련이 잘 일어난다.

대개 뇌신경의 해부학적 미숙, 생화학적 변화, 유전, 임신 이상 및 뇌손상 등이 중요시되고 있지만 선행 질환으로 편도선염, 인후염, 중이염, 돌발성 발진증 등 상기도 감염에서 70%가 온다. 열성 경련은 대칭적 경련으로 15분 내에 그치고, 경련 후 정상을 회복하는 것이 특징이다.

경련을 일으킬 때는 설압자(舌壓子)에 거즈를 감아 아래위 잇몸 사이에 끼워 혀가 손상되지 않도록 한다. 또 기도를 확보하고 베개를 뺀다. 특히 열성 경련이 발생할 때는 사혈, 습포, 통변 등 3대 구급법으로 해열시켜야 한다. 사혈은 사관(四關)·십선혈(十宣穴)을 중심으로 침을 찔러 피를 빼도록 한다.

'사관' 경혈은 양쪽 엄지손가락과 집게손가락 사이 움푹 파인 곳과 엄지발가락과 집게발가락 사이 움푹 파인 곳 등 4곳을 말하며, '십선혈'은 열 손가락 끝을 말한다.

이외에 구급혈로 사용할 수 있는 경혈은 백회(百會)와 인중(人中)이다. '백회' 경혈은 머리 정수리 정중앙이며, '인중' 경혈은 코밑과 윗입술 사이 움푹 파인 홈에 위치한다.

참고로 경련 중에 의식이 혼미한 시간이 길거나 목 뒷덜미가 뻣뻣해지는 강직 상태가 심한 경우에는 뇌의 질환일 수 있으므로 주의해야 한다. 특히 경련 중에 눈이 고정되어 있으면 단순한 열성 경련이 아니라 뇌의 질환에 의한 것일 가능성이 크다.

또한 1년에 5회 이상 열성 경련을 일으키거나 하루에 2번 이상 열성 경련을 일으키면 그 예후가 극히 불량하다. 1회 지속시간이 15분 이상일 때, 발작 양상이 부분적일 때, 열이 완전히 내린 후 7~10일이 지났는데도 뇌파가 비정상일 때, 열성 경련의 가족력을 갖고 있을 때는 모두 예후가 좋지 않다.

# 07

# 경기를 해요

## 경풍(驚風)이라는 병증

어린이 병에서 가장 위급한 것이 경풍이다. '경(驚)'이란 허약해서 깜짝 깜짝 놀라고 가슴이 두근거리며, 기겁하여 정신이 산만해지는 것이다. 푸른색 설사를 하며 점차 풍을 일으킨다. 그래서 '경풍'이라고 한다.

대체로 젖먹이가 불안해하며, 어리둥절해서 사람을 두려워하고, 눈은 위로 치켜뜨며, 눈동자가 오른쪽으로 돌아갔다 왼쪽으로 돌아갔다 하고, 손을 폈다 주먹을 쥐었다 하며, 속이 답답해하면서 안간힘을 쓰는 등 그 모습이 평상시와 다른 것은 모두 경풍의 전구 증상이다.

경풍에는 8가지 증후가 있다. 첫째는 두 손을 폈다 오그렸다 한다. 둘째는 열 손가락을 폈다 오그렸다 하는데, 이것이 멎지 않으면 주먹을 쥐게 된다. 셋째는 어깨와 팔이 오그라들면서 잡아당기거나 온몸을 들썩이며 팔을 내젓는다. 넷째는 머리가 한쪽으로 기울어지면서 손발, 머리 혹은 온몸이 떨린다. 다섯째는 머리와 몸이 뒤로 젖혀진다. 여섯째는 활줄로 당기는 것처럼 한쪽 팔은 펴고 한쪽 팔은 오그린다. 일곱째는 눈동자가 곧추서서 높은 곳을 보는 것 같고 성난 것처럼 부릅뜬다. 여덟째는 흘겨보면서 눈동자가 잘 돌아가지 않는다.

경풍에는 허실이 있다. 실증이 곧 급경풍이다. 몸과 입김에 높은 열이 있으며, 몸을 떨고 뺨과 입술이 붉다. 그러다가 그 발작이 멎거나, 자고 일어나면 정신이 똑똑해져서 경련이 일기 전과 같아진다.

급경풍은 먼저 경련을 진정시켜야 한다. 경련은 풍으로 나고, 풍은 열로 난다. 따라서 첫째 막힌 것을 잘 통하게 하고, 둘째 풍기를 없애며, 셋째 경련을 안정시키고, 넷째 가래를 없애야 한다. 《동의보감》에서는 앞에서 소개한 바 있는 '전씨안신환'을 쓰면 좋다고 했고, 가래가 많으면 '포룡환'을 쓰면 좋다고 했다.

특히 급경풍으로 경련이 발작할 때 아기를 부축해주되 꽉 잡아서는 안 된다. 또 급경풍 중에 다음 증상이 있을 때는 급히 병원 진찰을 받도록 해야 한다.

눈동자가 뒤집히고 입에서 피가 나오며, 발버둥질치고 배가 뒤틀리며, 몸과 옷을 만지작거리고, 정신이 혼미하며 숨이 차고, 약을 뱉으면서 넘기지 못하며, 코에 약을 넣어도 재채기가 나오지 않고, 가슴속이 뜨거워지면서 아파하며, 갑자기 큰 소리를 지르는 등의 증상이 있을 때이다.

# 만경풍

　만경풍은 중한 병을 앓은 뒤나, 구토·설사 후나, 혹은 성질이 차고 서늘한 약을 지나치게 먹었을 때 생긴다. 눈이 다 감기지 않아 절반만 뜨고 절반은 감거나 눈을 치켜뜨기도 하고, 온몸과 팔다리가 싸늘해지며 입김과 콧김이 차고, 손발이 오그라들며 열 손가락을 폈다 쥐었다 하고, 경련이 일어나는 것 같으면서 경련이 일어나지 않고, 혼곤하여 잠만 자려고 하는데 자는 것 같으면서도 자지 않고, 대소변이 푸르고 희다.

　푸른빛의 대변을 몹시 설사할 때는 만경풍을 미리 예방하는 것이 좋다. 대개 푸른빛의 설사를 하면 곧 경풍이 생긴다.

　처방으로는 '우황포룡환' 등이 있다. 신경질적인 아기가 경기로 깜짝깜짝 놀라고 배가 아파하면 미나리 생즙에 꿀을 타서 조금씩 입 안에 흘려 넣어준다. 또 조구등이라는 약재는 진정작용이 뛰어나서 열성 경기에 좋다. 낚싯바늘 같은 가시가 많은 것을 구하여 6~12g을 물 100cc에 20분 넘지 않게 끓여 조금씩 수시로 입을 축여주듯 먹인다. 특히 만경풍에는 칡뿌리가 좋다. 칡뿌리 8g을 물 200cc에 끓여 반으로 줄면 수시로 조금씩 먹이도록 한다. 혹은 콩을 물에 불려 부드러워지면 콩을 날것 그대로 씹어 아기의 목구멍 부근에 입을 대고 숨을 내뱉어 그 풋내를 아기가 흡입할 수 있도록 한다.

　한편 만경풍을 앓은 후에 구토·설사를 심하게 하여 비장이 상하면 만비풍이 온다. 흔히 "만비풍은 치료하기 어렵다"고 한다. 얼굴이 푸르고 이마에 땀이 나며 혀가 오그라들고 머리가 처지며, 눈을 감고 뜨지 못한다. 또한 잘 때 이마를 흔들고 혀가 나오며, 자주 구역질하면서 비린내가 나고, 이를 악물며 이를 갈고, 손발에 약간 경련이 일면서 거두지 못한다. 혹은 몸이 싸늘하기도 하고, 혹은 몸이 따뜻하면서 팔다리가 싸늘하다. 맥이 가라앉아 극히 미약한 것은 음기가 극도로 성하였을 뿐 아니라 위장의 기운이 극도로 허한 것이므로 10명에 1~2명이나 살 수 있다.

《동의보감》에는 "어린이가 비록 머리에 열이 있어도 눈알이 푸르고 희며 발이 찬 것, 머리는 열이 있어도 배가 창만하고 발이 찬 것, 머리는 열이 있어도 설사하고 발이 싸늘한 것, 머리가 더워도 토하고 발이 싸늘한 것, 머리가 덥더라도 목이 마르고 발이 싸늘한 것, 이 5가지 증상이 있으면서 경련이 일어나는 것을 만비풍이라고 한다"라고 하면서 "만비풍에 약을 쓰는 것은 부득이해서이다. 그 위태로운 것이 마치 등불에 기름이 없어서 점점 어두워지다가 꺼지는 것과 같다"라고 했다.

# 08

# 걸음마가 늦고 말이 늦어요

## 5연(五軟)이라는 병증

걸음마가 늦은 것을 각연(脚軟)이라 하고, 말이 늦은 것을 구연(口軟)이라 한다. 목덜미에 힘이 없어서 머리가 한쪽으로 기울어지며 머리를 바로 들지 못하는 것, 손에 힘이 없어서 잘 움직이지 못하는 것, 살이 적어서 피부가 이리저리 밀리며 힘줄과 뼈가 위축되고 연약한 것과 함께 각연·구연은 5연(五軟)이라는 병증의 하나이다.

'각연'은 다리에 힘이 없어서 걸을 때가 되어도 걷지 못하는 것이다. 기혈이 충실치 못하고 골수가 충만하지 못한 까닭이며, 또 간장과 신장이 다 허하기 때문이다. 간장은 힘줄을 주관하고 신장은 뼈를 주관하므로 간장과 신장이 다 허하면 힘줄과 뼈가 약해서 걸음마가 더디게 된다.

'구연'은 말할 때가 되어도 말을 할 줄 모르며 말을 늦게 하는 것이다.

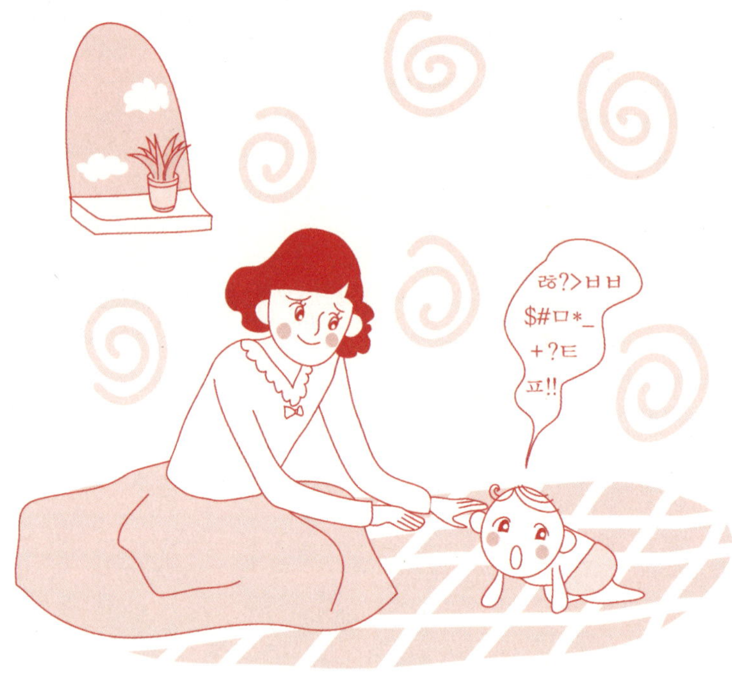



태아가 뱃속에 있을 때 어머니가 놀라면 놀란 기운이 심포에 들어가서 심신이 부족해지고 혀에 기가 잘 통하지 못하기 때문에 말을 늦게 한다.

우선 걸음마는 다리의 힘만으로 되는 것이 아니고 머리가 발달해서 다리나 허리의 근육을 잘 조절할 수 있어야 하는 것이다.

생후 11개월에 걷기도 하지만 다소 늦어지는 아기도 있으므로 좀 기다려봤다가 생후 14~15개월에도 못 걸으면 진찰을 받아보도록 한다. 걸음마를 억지로 연습시키지 않아야 한다.

또 언어 발달이 늦은 아이가 있지만 대부분은 정상이다. 간혹 청력장애나 정신지체가 원인일 수도 있으며, 뇌성마비에 의한 경우도 있다. 뇌성마비일 경우에는 한 가지 음에서 다른 음으로 옮겨갈 때 발음이 폭발하는 것처럼 들려 분명하지 않으므로 호흡운동이나 입운동을 시킬 필요가 있다.

한편 실어증형 언어 발달지체는 유아기 때는 전혀 대화를 못 하다가 얼마 후 정상에 이르는 유형이다. 이 유형에는 두 가지가 있는데, 그중 운동성 실어증형은 남의 말을 이해하지만 스스로 말을 못 하는 것이고, 감각성 실어증형은 소리는 들어도 말뜻을 이해하지 못해 자신도 표현을 못 하는 경우이다.

각연 · 구연 등 5연(五軟)에는 '육미지황원'이라는 처방이 효과가 있다고《동의보감》에서는 권하고 있다. 처방은 다음과 같다.

- ■ **처방 :** 숙지황 320g, 산약 · 산수유 각각 160g, 택사 · 목단피 · 백복령 각각 120g. '각연'에는 녹용 · 우슬 · 오미자 · 오가피 또는 당귀 등을 더 넣는다.
- ■ **제조 · 복용법 :** 위의 약들을 가루 내어 꿀에 반죽해서 0.3g 크기의 알약을 만들어 나이에 따라 양을 조절하여 빈 속일 때 먹인다.

# 09

# 감기에 잘 걸려요

어린아이는 생후 6개월 이후부터 모체로부터 받고 태어난 면역성이 떨어지면 저항력이 약해지기 때문에 감기에 쉽게 걸린다. 1년에 평균 8회 이상 감기에 걸릴 정도이며, 겨울에는 감기에 걸려 있는 날이 10%는 될 정도이다. 그러나 4월 중순부터 7월 초까지가 1년 중 감기가 가장 많을 때이다.

감기란 코, 목안 등 상기도의 급성 전염성 염증을 총칭한다. 그래서 코와 인두의 염증이라고 해서 감기를 '비인두염'이라고 한다. 그러나 한 곳에만 국한되어 오는 것은 드물기 때문에 국소 증상(호흡기의 여러 증상으로 재채기, 콧물, 코막힘, 인후통, 가래, 기침, 목쉼 등)부터 전신 증상(발열, 오한, 두통, 근육통, 피로감 등)까지 나타난다.

특히 어린아이는 보채며 잠을 못 자고 기운이 없으며, 소화기 증상도 함께 나타나서 식욕부진, 설사, 구토를 동반한다. 흔히 나이가 어릴수록 전신 증상이, 나이 든 소아일수록 국소 증상이 잘 나타난다. 여하간 이렇게 여러 증상이 복합되어 나타나기 때문에 감기를 정확하게는 '감기증후군'이라고 부른다.

소아 감기의 임상적 특징을 세 가지로 요약할 수 있다. 첫째는 '한증'이 '열증'으로 잘 변하고 고열로 인한 열성 경기가 잘 일어난다는 점, 둘째는 구토나 설사 등의 위장 증상을 잘 일으킨다는 점, 셋째는 영아나 유아는 이관이 짧고 곧으며 넓기 때문에 합병증으로 중이염이 같이 오는 경우가 많다는 점이다.

어린이 감기는 원인에 따라 상풍(傷風), 상한(傷寒), 협식(挾食), 협경(挾驚) 등으로 구분한다. 대체로 열이 나면서 찬 것을 싫어하는데, '상풍 감기'는 땀이 나고 머리가 아프며, '상한 감기'는 땀이 나지 않으면서 머리가 아프다.

'협식 감기'는 소름이 끼치며 배에 열이 있고, 소화장애 및 변비와 소변 농축이 있으며 두통을 호소한다. '협경 감기'는 안색이 붉으락푸르락하고깜짝깜짝 놀라기도 하며, 겁먹은 시늉을 하고 편한 잠을 이루지 못한다.

열이 있는데 땀이 안 나면 칡즙을 조금씩 먹인다. 열이 있으면서 가슴이 답답할 때는 배를 생즙 내어 먹인다. 열이 심할 때는 지렁이를 달여 먹인다. 대단한 해열제이면서 인후가 붓고 아플 때 효과가 뛰어나다.

콧물 감기에는 소엽(차조기잎)을 끓여 조금씩 먹이고, 가래기침이 심할 때는 무를 설탕에 켜켜이 재웠다가 우러난 시럽을 먹인다.

　소화장애를 겸하면 귤껍질을 끓여 먹이고, 목이 따끔거리고 아프면 도라지를 끓여 거품을 걷어내고 그 물만 조금씩 가글하듯 하면서 삼키게 한다. 날씨가 건조한 상태에서 감기에 걸렸을 때는 생지황을 생즙 내어 조금씩 먹인다.

# 10

# 오뉴월에도 감기에 걸려요

소아는 오뉴월에도 감기에 잘 걸린다. 이 경우에는 다른 계절의 감기와 달리 특징적인 증상이 나타나는데, 여기에는 두 가지 유형이 있다.

첫째 유형을 '음서감모'라고 한다. 더위를 피한다고 지나치게 서늘하게 하여 얻은 감기를 말한다. 열이 심하며 오한에 떨고 땀을 흘리지 않는 것이 특징이다.

또 말간 콧물을 흘리며 어지럽고 메스꺼워하며, 밥을 먹지 못할 만큼 입맛을 잃은 채 입술과 혀가 빨개지고, 입이 타들어가는 듯한 갈증을 느끼면서도 물 마시기를 꺼려한다. 권태롭고 무력하며 온몸에 활력이 없다.

두 번째 유형을 '서열감모'라고 한다. 속칭 '더위 먹은 감기'라고 하며, 여름철 찌는 더위와 햇볕에 양기가 손상되어 지나치게 땀을 흘려 음기마

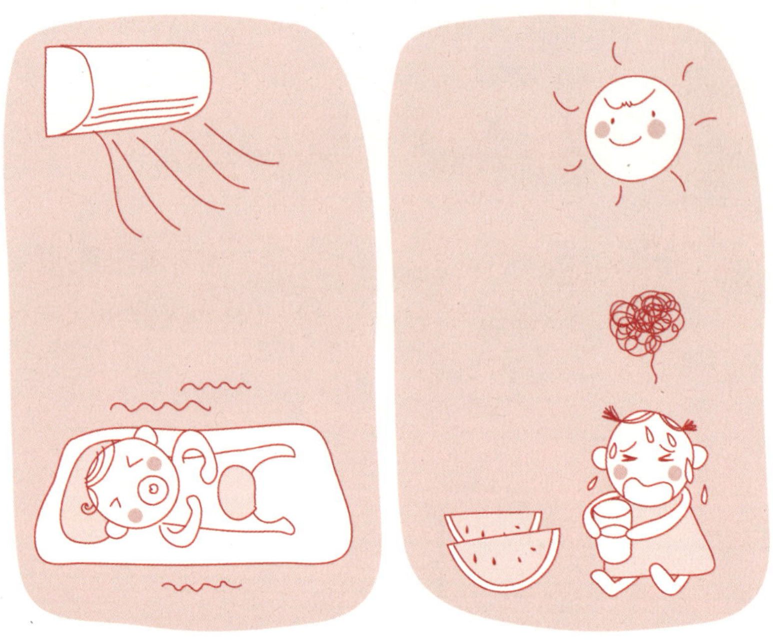

저 손상당한 것이다. 고열에 들뜨고 땀을 지나치게 흘리며 갈증이 나서 물을 자꾸 들이켜려고 한다.

첫째 유형인 '음서감모'에는 향유(노야기풀)를 끓여 차게 식혀서 조금씩 먹인다. 특히 오뉴월 감기로 입 안이 마르면서 구취가 심할 때 좋다. 두 번째 유형인 '서열감모'에는 활석(곱돌)과 감초를 6대 1의 비율로 배합해서 곱게 가루 내어 찬물에 타서 조금씩 먹인다.

가래가 끓고 기침이 심하면 귤껍질이나 레몬껍질을 보리차 농도로 끓여서 자주 먹인다. 목이 쉬면서 기침할 때, 또는 가래가 끈끈해서 잘 떨어지지 않고 목구멍에 착 달라붙어서 이를 뱉으려고 기침을 더 심하게 할 때는 맥문동을 보리차 농도로 끓여 조금씩 먹인다. 또 오슬오슬 떨리고 쑤실 때는 호두로 죽을 쒀서 먹인다.

한편 오뉴월 감기를 예방하기 위해서는 실내온도와 습도를 알맞게 조절해야 한다. 적정 실내온도는 20~22도, 습도는 60~70%이다. 덥다고 지나치게 냉하게 하거나 혹은 지나치게 햇볕을 쪼이는 것은 안 좋다.

또 평소에 비타민을 충분히 섭취시키고, 여름철이 오기 전에 '청서익기탕'을 차처럼 상복시키는 것도 좋다. 이 처방은 오뉴월 감기를 예방할 뿐 아니라 여름철 식욕부진도 개선한다.

- ■ **처방** : 창출 6g, 황기 · 승마 각각 4g, 인삼 · 백출 · 진피 · 신곡 · 택사 각각 2g, 황백(술에 적셔 볶은 것) · 당귀 · 갈근 · 청피 · 맥문동 · 감초 각각 1.2g, 오미자 9알.
- ■ **제조 · 복용법** : 이상을 1첩 양으로 하여 하루에 1첩, 또는 2~3일에 1첩씩 나이에 따라 양을 조절해서 물 500cc로 끓여 반으로 줄어들면 소량씩 나누어 먹인다.

# 11

# 가래 끓는 기침을 자주 해요

기침을 '해수(咳嗽)'라고 하는데, 임상적으로 두 가지로 나뉜다.

첫째, 가래가 없이 기침 소리만 있는 마른기침(건성 기침)을 '해(咳)'라고 하고 헛기침이라 한다. 가볍게 콜록거리는 것부터 목이 아플 정도로 심한 것도 있고, 발작적으로 반복되는 것이 있는가 하면 돌발적인 경련성 기침도 있고, 목이 쉬어서 개가 짖는 것 같은 기침도 있다.

이는 폐기가 손상된 것으로 보는데, 대개 염증의 초기나 객담이 형성되기 전의 기침이나 기도와 직접 관계 없는 어떤 질환에서 오는 기침이다.

둘째, 가래가 가랑가랑하면서 소리가 없는 것을 '수(嗽)'라고 한다. 습한 기침(습성 기침), 객담성 기침이라고 한다. 비위장의 습에 의해 일어난 것으로 보는데, 대개 기도 분비물이 증가하여 가래가 형성되어 그 자극으로 더 심한 기침을 하는 것이다. 경과가 길고 중한 질병일 경우가 많다.

《동의보감》에 의하면 오전에 기침이 심한 것은 위장 내에 열이 고여 있기 때문이며, 오후에 기침이 심한 것은 음허에 의한 것이고, 황혼 무렵에 심한 것은 화기가 폐에 떠오른 까닭이요, 밤중에 더 심한 것은 풍·한·울열이 원인이라고 했다.

'풍'에 의한 것은 코가 막히거나 말간 콧물이 흐르며, 목구멍이 가렵고 기침을 한다. 열이 대단하며 저절로 땀이 나고 바람을 싫어한다. '한'에 의한 것은 기침하면 가슴이 조여들고 소리가 쉰다. 차게 하면 기침이 더 심해진다. 열은 나지만 땀은 나지 않는다. '울열'에 의한 것은 기침할 때 얼굴이 붉어지고 목이 쉬며, 침거품을 토하거나 객혈을 한다. 가슴에는 열이 있는데 발은 차다. 대체로 '한'에 손상되면 가래가 희면서 멀겋고, '열'에 손상되면 가래가 누러면서 걸쭉하다.

가래 끓는 기침이 잦을 때는 선인장 생즙에 꿀을 재워 잼을 만들어 조금씩 먹인다. 또 머위꽃(관동화)을 끓여 조금씩 먹인다. 폐를 부드럽게 하고 가래를 삭이며 기침을 멈춘다. 혹은 은행을 구워 먹이거나, 도라지 한 줌을 쌀뜨물에 담가 거품이 생기면 거품을 걷어낸 후 물을 붓고 끓여 조금씩 먹이거나, 오미자를 물에 우려내어 꿀을 조금 타서 수시로 먹인다. 또 뽕나무 뿌리껍질(상백피)을 끓여 조금씩 먹인다. 이뇨 및 해열작용이 뛰어나다.

이외에 늙은 호박으로 죽을 쑤어 먹이거나, 무를 껍질째 얇게 저며 꿀에 켜켜이 재웠다가 무즙과 꿀이 녹아 시럽처럼 된 것을 생수에 타서 조금씩 먹인다.

# 12

# 손톱을 물어뜯고 이를 갈아요

## 감병(疳病)이라는 병증

유난히 손톱을 물어뜯고 이를 가는 아이가 있다. 여위고 혈허한 이런 아이의 병증을 '감병'이라고 한다. 기름지고 단 음식을 많이 먹어 장과 위에 적체가 생겨서 된 것이기 때문에 '달 감(甘)' 자의 음을 따서 '감(疳)' 병이라고 한 것이다.

간에 감병이 생기면 자꾸 눈을 비빈다. 자주 엎드리며, 눈물이 없이 운다. 살빛이 푸르고, 몹시 여윈다. 심장에 감병이 생기면 잘 놀라고 잘 운다. 목이 늘 타며 입 안과 혀가 잘 헌다. 비장에 감병이 생기면 배에 푸른 줄이 많고, 여위어 뼈만 남으며 머리카락에 윤기가 없다. 특히 생쌀·진흙 등 이상한 것을 먹으려 하고, 몸에 헌 데가 많이 생긴다.

폐에 감병이 생기면 피부가 마르고 윤기가 없으며, 피부에 좁쌀알 같은 것이 돋는다. 코를 자꾸 비비고, 입과 코에 헌 데가 생긴다. 특히 손톱을 자꾸 물어뜯는다. 신장에 감병이 생기면 살이 여위고 잇몸이 헐며, 머리가 불덩어리처럼 열이 나고, 찬 땅에 눕기를 좋아한다. 다리는 얼음장같이 차다.

한편 감병이 시작될 때 볼이 붉고 입술이 타며, 열이 나서 불덩이 같고, 대변이 잘 나오지 않는 것을 '열감'이라고 한다. 감병이 오래되어 여위고 배가 팽만하며 혹은 푸르거나 혹은 희기도 하고, 혹은 곱 같은 설사를 하는 것을 '냉감'이라고 한다. 그리고 이 두 병증이 섞여 나오는 것을 '냉열감'이라고 한다. 회충에 의한 감병으로 거품을 토하고 배가 아프며 입술이 자줏빛인 것을 '회감'이라고 한다.

또 코가 가렵고, 두피가 반질반질하며 머리카락이 윤기 없고, 혹은 머리에 생긴 헌 데가 퍼져서 숫구멍까지 부으며 몸이 여윈 것을 '뇌감'이라고 한다. 또 점차 누렇게 여위며 등을 두드리면 북소리가 나고, 등뼈가 앙상하여 톱날같이 드러나며, 특히 손톱을 자주 깨물면 '척감'이라 한다.

이상의 여러 감병에 두루 쓰는 처방 중 대표적인 것은 '비아환'이다.

- ■**처방** : 호황련 20g, 사군자육 18g, 인삼·황련(생강즙으로 축여 볶은 것)·신곡(볶은 것)·맥아(볶은 것)·산사육(아기위 열매) 각각 14g, 백출·백복령·감초(볶은 것) 각각 12g, 노회(사발에 넣고 진흙으로 싸서 발라 겻불 속에 묻어 속까지 구워진 것) 10g.
- ■**제조·복용법** : 위의 약들을 가루 내어 찰기장쌀풀로 반죽하여 녹두 알만하게 알약을 만든다. 한 번에 20~30알씩 미음으로 먹인다.

# 13

# 토하기도 잘 하고
# 설사도 잘 해요

토사(吐瀉)가 잦은 어린이가 있다. 대개 이런 어린이는 눈에 검은자위가 적고 흰자위가 많으며 얼굴빛이 흰 편이다. 얼굴빛이 흰 것은 신장기능이 약해진 것이고, 눈에 검은자위가 적은 것은 신장기능이 허한 것이다. 따라서 근본이 약하고 허하기 때문에 병이 많은 것인데, 성장하더라도 살이 단단하지 못하여 추위와 더위를 견뎌내지 못하며, 허해지기도 쉽고 실해지기도 쉬우며, 비위도 또한 약해질 수 있다. 그러므로 이런 어린이는 토하기도 잘 하고 설사도 잘 한다.

갓 태어나서 한 달 전에 토하고 설사하는 것은 나쁜 물이 위장에 들어갔기 때문이다. 아기의 입 안에 있는 나쁜 물을 다 닦아주지 않아서 그것을 삼킨 탓에 계속 토하고 설사하는 것이다.

갓 태어나서 토하고 설사할 때 대변 빛이 흰 것은 젖에 체한 것이다. 젖에 상해 토사하는데, 누런 대변을 배설하는 것은 더운 젖에 상한 것이고, 파란 대변을 설사하는 것은 찬 젖에 상한 것이다. 자주 토하거나 먹은 것을 소화시키지 못하고 그대로 설사하는 것은 풍기에 몹시 상한 것이다. 여름철에 토사할 때는 열기에 몹시 상한 탓이기 때문에 몸에 열이 나거나 번갈아 나는 경우가 많고, 겨울철에 토사할 때는 냉기에 몹시 상한 탓이기 때문에 몸이 싸늘한 경우가 많다.

한편 토하고 설사하며 정신을 차리지 못할 때는 두 가지 타입이 있다. 위장에 허열이 있는 타입과 위장에 실열이 있는 타입이다.

또 여러 해 동안 젖을 토하며, 눈이 풀리고, 대변 냄새가 역하며, 힘줄 같은 것이 나오는 것은 부모가 성교 때 갓난아기에게 젖을 먹였기 때문이다. 이런 경우 토사가 오래 계속되면 '만경풍'이라는 경기의 증상을 일으키기도 한다.

《동의보감》에는 "어린이가 토하고 설사하는 데는 '조위고'를 두루 쓰는데, 효과가 아주 좋다"고 했다. 이 처방은 비위를 편안하게 하고, 젖과 음식을 잘 먹게 하는 데 아주 좋다.


- ■ **처방** : 산약 20g, 인삼 · 백출 · 진피 · 감초 각각 10g, 목향 4g, 사인 20개, 백두구 7개, 육두구 2개.
- ■ **제조 · 복용법** : 위의 약들을 가루 내어 꿀로 반죽한 다음 주염 열매만 하게 알약을 만든다. 한 번에 1알씩 미음에 타 먹이거나 가루 내어 한 번에 4g씩 모과 달인 물에 타 먹인다.

# 14

# 메스꺼워하고 멀미도 잘 해요

어린아이의 메스꺼움은 주로 비위기능의 이상에 의해 온다. 선천적으로 비위가 약하거나 속이 냉한 경우도 있지만 과식이나 소화불량, 장에 숙변이 찬 경우, 또는 신경성으로 메스꺼워하는 경우도 많다. 이런 아이일수록 트림을 자주 하기도 하고, 자신도 모르게 공기를 많이 삼켜서 꺽꺽거리기도 하며, 멀미도 잘 한다.

선천적으로 비위기능이 약해서 메스꺼워할 때는 백출(삽주뿌리)을 쌀뜨물에 하룻밤 담갔다가 꺼내 햇볕에 말린 후 조금씩 끓여 자주 먹이면 비위기능이 좋아지고 식욕도 좋아지며 온몸이 건강해지고 메스꺼움도 훨씬 덜해진다.

위장관 내에 잉여 수분이 정체되어 항상 뱃속에서 물소리가 꾸르륵거

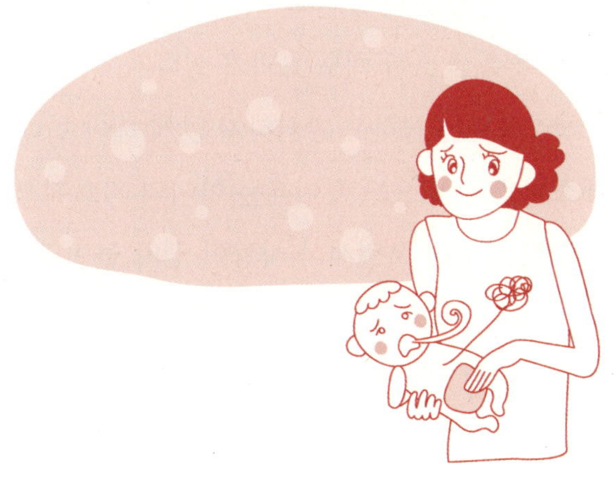

리거나, 혹은 복부에 가스가 괴어 항상 더부룩하고 그것 때문에 복통 비슷한 불편함이 있을 때도 좋다. 뱃속이 냉하고 유난히 손발이 찬 아이가 자주 메스꺼워할 때는 생강을 썰어 다져서 약간 볶은 뒤 물로 끓여 짠 다음 그 즙을 반으로 졸여서 꿀을 섞어 조금씩 먹인다. 혹은 인삼차나 홍삼차를 조금씩 먹이는 것도 좋다.

그러나 생강, 인삼, 홍삼 등은 자극이 강하기 때문에 많은 양을 장기적으로 상복시키는 것은 바람직하지 않다. 특히 너무 어리거나 열이 있을 때나 열성 체질의 아이에게는 주의해야 한다.

신경이 예민해서 자꾸 메스꺼워할 때는 죽순을 요리해서 자주 먹이거나 혹은 죽여(대나무 속껍질)를 끓여 조금씩 먹인다. 죽순과 죽여는 열성 아이의 메스꺼움에도 효과가 있다.

또 위와 장이 모두 나빠서 메스꺼워하는 경우에는 매실조청이 좋다. 덜 익은 매실의 씨를 빼고 으깨어 끓여서 짠 즙을 계속 졸여서 조청으로 만든 것이 매실조청이다. 물에 타서 조금씩 먹인다. 설사가 잦거나 식욕이 부진하며 걸핏하면 복통을 호소할 때도 효과가 있다.

평소 찬 음료나 청량음료는 금하고 과식하지 않게 해야 한다. 식사량이 극히 적을 때도 메스꺼울 수 있으므로 이때는 아이의 기호에 맞는 음식을 주되 영양이 균형 잡히게 신경 쓰면서 식사량이 점차 늘어나도록 배려해야 한다.

한편 평소에 멀미가 심할 때는 차의 중앙, 또는 앞자리에 앉히고 옆으로 스쳐가는 경치를 보지 말고 앞의 경치를 보게 하며, 자주 눈을 감아 눈을 쉬게 해야 하고, 차 안에 환기가 잘 되도록 해야 한다. 또 세신(족도리풀)을 가루 내어 물에 개거나, 용뇌(龍腦)를 알코올에 녹인 것을 개어 파스처럼 만들어 배꼽에 붙여준다.

# 15

# 봄이면 봄 타고, 여름이면 더위 타요

봄 타는 병을 '춘곤증' 이라 하고 여름 타는 병증을 '주하병' 이라고 한다. 평소 허약한 편이라 잔병치레가 많으며, 여위고 흉각이 좁고 편평하며, 배에 힘이 없는 외형상 특징을 지닌 아이에게서 잘 나타난다. 이런 아이들은 평소에 편식하며 입이 짧고, 뱃속에서 늘 꼬르륵거리며, 입 안이 잘 헐거나 곪고 잇몸 출혈이 잦으며, 피부가 건조하여 자꾸 긁어대는 경향이 있다.

봄을 타는 춘곤증을 흔히 '3D증후군' 이라고 한다. 점막피부 증상(Dematitis), 소화기 증상(Diarrhea), 정신신경 증상(Dementia)이 주로 나타나기 때문이다.

즉 멜라닌 침착으로 살갗이 검게 그을리고 거칠어지며, 식욕이 부진하고 소화가 안 되며 가스가 차고, 온몸이 나른해지며 정서불안 등이 심해져 의욕마저 떨어진다. 또 꽃샘추위를 유달리 잘 타고 눈이 쉽게 피로해지며, 머리가 멍해지고 어지러우며, 코 마름과 막힘으로 숨쉬기를 힘들어 한다.

한편 여름 타는 주하병은 판단력과 기억력이 감퇴되고 불안감과 머리 무거움, 신경 감각적 증상까지 일으키는 것이 특징이다. 수면장애도 와서 더욱 피로해지고 의욕은 점차 떨어진다. 근육 수축능력도 떨어지고, 면역 기능마저 약화된다.

봄과 여름을 타는 데는 더덕이 좋다. 미열이 있고 맥없이 늘어질 때도 좋다. 오미자도 유기산이 풍부하고 피로독소를 제거하기 때문에 좋다. 오미자를 새콤하게 끓여, 그 물에 녹두국수나 메밀국수를 말고 꿀을 조금 타서 자주 먹인다.

또 딸기의 꼭지를 떼고 만든 딸기즙에 샐러드유, 식초, 소금으로 만든 프렌치드레싱을 섞어 큼직하게 썰어놓은 양상추와 브로콜리 등을 곁들여 자주 먹이면 영양도 풍부하기 때문에 좋다. 또한 참깨도 좋다. 단백질, 미네랄, 칼슘, 비타민 $B_1$과 E, 감마오리자놀 등이 함유되어 있어서 어린이 발육과 지능계발에도 도움이 된다.

설사를 자주 하면 사과죽이 좋다. 사과의 펙틴 성분이 장내에서 유산균 같은 유익한 세균이 번식하는 것을 도와 장을 튼튼하게 해주기 때문이다. 현미수프도 좋은데, 특히 심한 설사로 탈수증이 있거나 체력이 떨어졌을 때 좋다. 변비가 잦은 데는 고구마가 좋다. 고구마의 세라핀 성분과 섬유소가 변통을 부드럽게 해주기 때문이다. 당근도 좋다. 당근은 식물성 섬

유가 풍부할 뿐 아니라 비피더스균을 활성화하는 성분도 들어 있기 때문
이다.

　물론 봄과 여름 탈 때는 목욕을 자주 시키고, 충분히 쉬게 하며, 당분을
보충해줘야 한다. 또 땀을 많이 흘리면 식염과 칼슘 공급에도 신경 써야
한다.

# 16

# 땀을 많이 흘려요

병적으로 땀을 많이 흘리는 것을 '자한증'이라고 한다. 땀은 '기(氣)' 그 자체요, '진(津)' 그 자체다. 땀에는 음양이 있는데, 양에 속하는 땀은 열이 있는 땀이고, 음에 속하는 땀은 몸이 차며 나는 땀이다. 후자는 양기가 허해 음기가 주관할 것이 없어 땀이 기를 따라 밖으로 나오게 되는 것이다.

물론 생리적인 땀, 건강한 땀도 있다. 특히 태음인 체질은 땀을 흘려야 건강하며, 또 땀을 많이 흘리는 게 체질적 특징이다. 그러나 소음인은 땀이 많으면 건강에 해롭다.

땀을 병적으로 많이 흘릴 때, 특히 속이 냉하고 추위를 잘 타는 아이가 땀을 많이 흘릴 때는 인삼을 끓여 먹인다. 어린아이는 일반적으로 음기보다 양기가 센 편이기 때문에 인삼을 많이 주지 않는 게 원칙이므로 이 경우에도 양을 많이 하지 않아야 한다. 1일 2~4g을 물 300cc로 끓여 3분의 1로 줄여 나이에 맞추어 양을 조절하면서 소량씩 여러 차례 나누어 먹인다. 혹은 인삼을 넣고 삼계탕을 끓여 먹여도 좋다.

또 황기(단너삼)를 끓여 먹여도 좋다. 땀샘을 조절하는 데 가장 효과가 높은 약재이다. 물론 기가 쇠약해진 것도 보강하는 대표적인 보기 약재이다. 황기를 진하게 탄 꿀물에 담갔다가 프라이팬에 노릇노릇하게 구워 끓여서 조금씩 먹인다. 혹은 삼계탕을 끓일 때 넣어 '황기삼계탕'을 만들어 먹인다.

이외에 모려(굴조개껍데기)를 깨끗이 씻어 말려서 가루 내어 1회 2~4g을 나이에 따라 양을 조절하면서 1일 2~3회 온수로 먹인다. 땀도 줄이면서 입맛도 좋게 해준다. 또 통밀 한 줌을 끓여 보리차 대용으로 자주 먹인다. 땀도 줄이지만 면역력도 강화시킨다.

참고로 아이들은 신진대사가 왕성한 데 비해 온몸에서 충분히 발한할 수 없는 데다 땀을 흘린 뒤 빨리 닦아주지 못했거나, 자주 옷을 갈아입히지 못한 채 그대로 두거나, 혹은 땀의 증발이 늦어서 땀이 피부 표면에 오래 머물면 땀구멍이 막혀 땀띠가 생겨 피부에 염증이 일어나고 좁쌀 크기의 붉고 작은 수포가 생겨 가렵다. 따라서 될수록 땀이 덜 나게 시원하게 해주고, 잘 닦아주어 피부 표면을 청결하게 해주며, 옷도 잘 갈아입혀야 한다.

그래도 땀띠로 고생할 때는 녹두가루를 환부에 뿌려주거나 이스트를 커피잔 1잔의 생수에 3~4티스푼씩 타서, 이 물을 거즈에 적셔 환부를 토닥토닥 두들겨준다. 또 미나리 생즙으로 환부를 닦아준다.

　또한 오랫동안 땀에 짓물러서 벌겋게 붓고 진물 나며 화끈거리고 가려운 데(한지창(汗漬瘡) 혹은 한석창(汗淅瘡)이라고 한다)는 송화가루를 환부에 뿌려준다.

# 17

# 밤에 자면서 땀을 많이 흘려요

취침 중에 땀을 흠뻑 흘리다가 잠에서 깨어나면 언제 그랬냐 싶게 땀이 싹 가시는 병증을 '도한증'이라고 한다. 속칭 식은땀이라고 한다. '열땀'이 아니라 '냉땀', 즉 '냉한'의 일종으로 발한 후에 불쾌감, 피로감, 허약감을 느끼는 것이 특징이다.

《동의보감》에서는 "도한도 음양이 있어 외감인지 내상인지 구분해야 하며, 허실을 따져야 하는데 허증이 많다"라고 했다.

양의학에서는 자율신경계의 기능이상이 원인이라고 보고 있다. 폐렴이나 폐결핵일 때 도한증이 심한데, 특히 결핵이 있을 때는 결핵균 독소에 의해 자율신경계에 긴장이상이 초래되어 아주 흔하게 나타난다.

도한증이 심하면 산조인(멧대추씨)을 프라이팬에서 볶은 후 끓여 조금씩 먹인다. 신경이 예민한 어린이, 허약하면서 신경쇠약 증세까지 보이는 어린이의 도한증에 효과가 있다.

또 모려를 끓여 조금씩 먹인다. 땀을 수렴시키는 작용이 대단히 강하다. 소화기가 약해 입도 짧고 시큼한 변을 보거나 냄새 나는 트림을 잘 하는 어린아이의 도한증에도 효과가 있다.

또 상엽(뽕나무잎)은 오장의 풍열을 주로 치료하기 때문에 식은땀에 좋으므로 깨끗이 씻어 잘 말린 후 가루 내어 1회 2~4g씩 나이에 맞추어 양을 조절하면서 미음에 타서 빈 속일 때 먹인다.

참고로 도한증에 주로 쓰는 처방에 '당귀육황탕' 과 '육미지황탕' 이 있다. 당귀육황탕은 도한이 있고 밤에 열이 나며, 번갈이 있고 몸이 여윌 때 주로 쓰는 처방이다.

육미지황탕은 도한이 있고 허열이 있어 머리가 무겁고 멍하며 약간 뜨끈하고, 얼굴이 화끈거리며 양 뺨이 붉고, 입이 마르면서 입김이 뜨겁고 입 안이 잘 헐며, 눈이 충혈되고 가슴속이 답답하며, 헛헛증이 잘 나고 대변이 굳거나 소변이 붉으면서 냄새 나고 양이 적으며, 발이 화끈화끈 달아오를 때 주로 쓰는 처방이다. 각각의 처방은 아래와 같다.


### [ 당귀육황탕 ]

- **처방** : 황기 8g, 생지황 · 숙지황 · 당귀 각각 4g, 황금 · 황련 · 황백 각각 2.8g.

- **제조 · 복용법** : 물 300cc로 끓여 반으로 줄어들면 하루 동안 나이에 맞추어 양을 조절하여 여러 차례 나누어 먹인다.

## [ 육미지황탕 ]

- **처방** : 숙지황 16g, 산약 · 산수유 각각 8g, 목단피 · 택사 · 복령 각각 6g.

- **제조 · 복용법** : 물 500cc를 붓고 끓여 반으로 줄어들면 나이에 맞추어 양을 조절하여 1~2일 동안 여러 차례 나누어 먹인다.

# 18

# 헌 데가 잘 생기고
# 피부 트러블이 잦아요

아기가 갓 태어나서 한 달 전에 헌 데가 잘 생기는 병증은 태독(胎毒)이 가벼운 것이고, 1~2살 지나서 생기는 것은 태독이 심한 것이다. 태독은 아기가 태중에 있을 때 부모가 달고 기름진 음식을 탐식했거나, 음욕에 빠졌거나, 어떤 열성 질환을 앓았거나 해서 모체로부터 아기가 화독(火毒)을 받았기 때문에 출생 후에 각종 헌 데가 발생하는 것을 말한다.

태독에 의한 것 중에는 홍사류(紅絲瘤)라는 것도 있다. 이것을 태류(胎瘤)라고 하는데, 신생아의 머리와 가슴 사이에 국한성의 응어리가 생기는데, 자줏빛을 띠고 약간 단단하며 약간 아프고 크기가 일정하지 않다. 지금의 '혈관종'에 해당하는 것이다.

여하간 아이가 자주 헐 경우에는 날씨가 따뜻할 때 자주 씻어주고 옷을

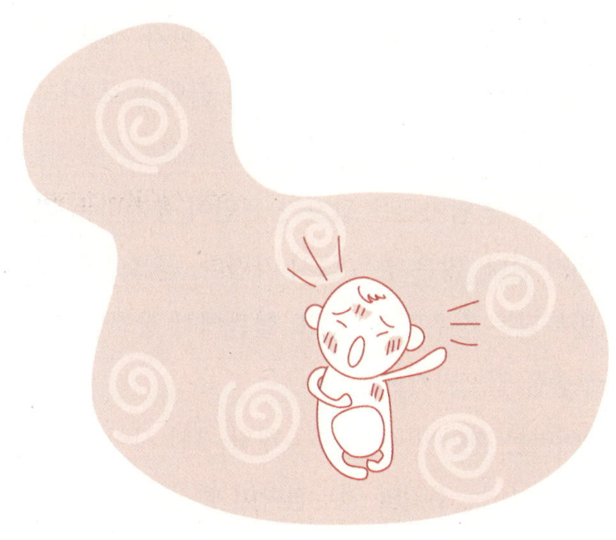

갈아입혀야 하는데, 이것을 '외선(外宣)'이라고 한다. 이때는 약을 먹일 필요가 없다.

헌 데가 오래가면 봄에는 버드나무 가지와 형개, 여름에는 대추 잎과 회화나무 가지, 가을에는 고삼 달인 물을 따뜻하게 하여 씻어준다. 아이의 온 얼굴이 헐어 온전한 살이 없이 고름과 진물이 흘러 온갖 약을 써도 효과가 없는 경우가 있는데, 이럴 때는 백양나무 가지를 태워 진을 내어 바른다.

한편 유난히 두피가 잘 헐면서 비듬이 잘 생기는 경우도 있다. '풍열' 타입은 비듬이 건조하고 극히 작으며 두피의 가려움증이 심하다. '습열' 타입은 비듬이 지루성이며 머리카락이 끈적거리고 번쩍이며 잘 빠진다. 이때는 복숭아 잎을 달인 물로 머리카락과 두피를 자주 마사지해준다.

'혈열' 타입은 두피에 더께가 쌓이고 두피가 벌겋게 되어 가렵다. '허증’ 타입은 비듬이 회백색이고 극히 작으며 두피가 가렵다. 이때는 하수오(새박뿌리)를 끓여 조금씩 먹이거나 밤송이 끓인 물로 머리카락과 두피를 자주 마사지해준다.

참고로 두드러기, 즉 담마진은 갑자기 표면이 융기하는 피진이기 때문에 팽진(膨疹)이라 한다. 많은 경우 몹시 가렵다. 곧 소실되지만 일정치 않은 간격으로 반복되는 경우도 있다. 또 혈관에서 장액이 진피 내로 누출되어 국한성 부종을 일으키기도 한다.

한편 돌발진이라는 것이 있다. 생후 6개월~3년 사이의 아이에게 잘 일어난다. 고열이 나며, 눈 주위와 인두점막이 빨갛게 붓는다. 열성 경련을 일으키기도 한다. 고열이 내리면서 발진이 갑자기 출현한다. 그래서 ‘돌발진’ 이라고 하는데, 24시간 이상 가는 일은 드물다.

한의학에서는 ‘내마’ 라고 한다.

# 19

# 가려워서 자꾸 긁어요

가려워서 자꾸 긁는 병증 중 흔히 볼 수 있는 것이 아토피성 피부염이다. '아토피'는 '이상한'이라는 의미이다. 이상한 알레르기 체질로, 이상한 여러 증상이 복합 발현하면서, 이상한 양상으로 병변이 달라지며 계속적으로 재발하는 난해한 질병이라는 뜻이다.

일명 베니에양진(besnier 痒疹), 범발성 신경피부염이라고도 불리는 이 난해한 질병을 한의학에서는 '내선(奶癬)'이라고 하며, 태열이 원인으로 본다. 즉 유전적인 영향을 받아 선천적으로 소질을 타고났으며, 열성 경향을 띠고 있다는 뜻이다.

태열(胎熱)은 태질(胎疾)의 한 유형이다. 태질은 아기가 태중에 있을 때 모체로부터 화독(火毒)을 감수했기 때문에 일어난 병질이어서 태질 또는 태독이라고 부른다.

태열은 태독발열(胎毒發熱)의 줄인 용어로 생후에 눈을 뜨지 못하고 얼굴이 붉은색을 띠며, 눈꺼풀이 붓고 울음을 그치지 않으며, 소변이 붉고 대변이 끈적끈적한 경우를 비롯해서, 속열이 맺혀 대변이 통하지 않으며 배가 팽만해지고, 심하면 배꼽이 튀어나오며, 전신이 헐고 이마에 멍울이 생겨 터지기도 하며, 혹은 밀물썰물처럼 열이 오르내리고 추워서 떨며 이를 악무는 여러 병증이 다 태열의 범주에 속한다. 따라서 아토피 피부염도 태열이 원인인 것으로 본다.

태열에 의한 아토피성 피부염의 진단기준으로 다음의 세 가지를 들 수 있다.

첫째, 피부가 건조하며 가려움이 있다.

둘째, 모공에 일치된 각질화가 나타나며, 전형적인 피진 형태와 발생 부위에 태선(苔癬)의 변화가 나타난다. 사춘기 어린이라면 관절 굴면에 태선화 병소가 있고, 유아라면 얼굴과 팔다리 굴신면이 침해되어 있다.

셋째, 혈가(血痂, 피딱지)가 형성되며 피부병변이 만성화되든가 반복하여 증세를 보인다.

아토피성 피부염은 습진의 일종으로 영아 습진 또는 알레르기성 습진이라고도 하는데, 생후 2~3개월에 발생했다가 1~3년 후에 자연 치유되기도 하지만 주로 5~6세 때 많이 나타난다. 경우에 따라서는 아무 증상도 없던 어린이가 사춘기에 접어들면서 나타나기도 하고, 아무 증상 없이 멀쩡하다가 성인이 된 후에 나타나기도 한다.

그래서 유아형, 소아형, 성인형으로 분류한다. 이처럼 이 병증은 그 병변의 양상이 개체의 성장에 따라 달라지면서 계속적으로 재발하는 난해한 만성의 염증성 질병이다. 계절적인 변화에도 아주 민감하다. 그러나 이 질환에서는 무엇보다도 백내장이나 수두 헤르페스 등 바이러스성 질환의 합병증 유발이 많다는 것을 무시할 수 없다.

# 아토피 피부염에 좋은 식품

아토피 피부염을 앓는 어린이는 알레르기성 비염, 알레르기성 결막염, 기관지천식, 담마진 등을 겸하는 경향이 높으며, 음식물이나 꽃가루, 먼지 등에 민감한 반응을 보이고, 온도 변화나 외상, 감염 또는 스트레스나 어떤 약물에 대해 이상반응을 잘 일으킨다.

아토피에 좋은 식품 BIG 5로 고구마, 녹두, 알로에, 참깨, 오이를 들 수 있다.

첫째, 고구마는 비타민 A가 풍부하며 피부 점막과 기관지 점막을 보호하는 작용을 하기 때문이다. 환부를 긁어서 오는 2차 감염의 합병증을 예방할 수 있을 뿐더러 재발을 예방할 수 있고, 근본적으로 아토피 소질을 개선하는 데 도움이 될 수 있다. 날고구마를 먹여도 좋지만 껍질째 먹여야 효과가 있다.

둘째, 녹두는 성질이 서늘하여 열을 내려주며, 기운을 맑게 하면서 염증을 제거하고 강력한 해독작용을 한다. 따라서 녹두를 섞어 혼식시키는 것이 좋으며, 특히 녹두지짐을 하면서 치자 열매에서 우러난 물로 노랗게 물들여 먹이는 게 좋다. 혹은 녹두를 끓여 보리차처럼 먹인다. 혹은 시루에서 싹을 틔워 키운 숙주나물을 먹인다.

셋째, 알로에는 세균과 곰팡이에 대한 살균력이 있고 독소를 중화하는 알로에틴이 들어 있으며, 스테로이드, 사포닌, 항생물질, 상처 치유 호르몬 등 다양한 성분이 들어 있다. 피부를 중성화시키고 피부보습 효과가 있다.

알로에볶음밥 같은 요리도 바람직하다. 우선 멥쌀과 율무쌀로 고슬밥을 지어 식용유를 묻힌 후 손으로 펼쳐서 달군 프라이팬에서 볶은 다음 알로에 아보레센

스, 표고버섯, 채소 또는 제철 과일 등을 넣어 함께 볶으면서 간을 맞추어 먹인다.

넷째, 참깨에는 리놀레산과 비타민 E가 많고 피부의 건조를 막아주며 습진에 대한 저항력을 키워준다. 참깨와 현미를 각각 30g씩 깨끗이 씻어 물에 불린 다음 냄비에 넣고 3컵의 물을 부어 물이 반으로 줄어들 때까지 끓인 후 하루 동안 수시로 먹인다. 고소하여 아이가 잘 먹을 수 있다.

다섯째, 오이는 해열·소염작용이 강하다. 어슷하게 썰어 둥굴레의 새싹과 줄기를 함께 넣어 무쳐 먹이면 좋다. 신진대사를 돕는 둥굴레의 새싹을 구하기 어려우면 건재약국에서 둥굴레의 뿌리를 구해서 쓴다. 건재약국에서 '위유'라는 약명으로 구입할 수 있다.

무침을 할 때는 식초를 듬뿍 치도록 한다. 혹은 피부에 열감이 있을 때는 오이 냉찜질을 한다. 싱싱한 오이를 냉장고에서 차게 두었다가 믹서에 갈아 즙을 낸 다음 오이 생즙 1큰술에 붕사 1g 정도의 비율로 잘 섞어 거즈에 적셔 피부 적응 상태를 살피면서 환부를 차게 찜질한다.

# 아토피 피부염의 주의사항

기본 원칙은 열을 조장하지 않는 것이다.

그러기 위해서는 열성 식품을 피해야 한다. 아이스크림, 코코아, 초콜릿 등이 열성 식품이다. 육류도 단백질보다 지방질이 더 열성이므로 기름기 많은 육류는 피해야 한다. 생선도 흰살 생선보다 등푸른 생선이 열을 조장할 우려가 있으므로 제한해야 한다. 특히 자극성이 강한 향신료와 마늘, 생강, 부추, 쑥, 인삼, 꿀 등이 열성 식품이므로 피하는 것이 좋다. 또 튀김, 버터, 통조림, 라면, 땅콩 등도 피하는 것이 좋으며, 인스턴트 식품도 물론 안 좋다.

이외에 토마토, 메밀, 복숭아, 멜론 따위도 안 좋은데 이들 식품은 열성 식품은 아니지만 알레르기를 잘 일으킬 수 있기 때문에 제한하는 것이 바람직하다. 경우에 따라서는 우유와 치즈 등 우유로 만든 모든 유제품, 콩과 두부나 비지 같은 콩 제품, 달걀 등도 피해야 한다. 이런 식품 대신 살코기나 흰살 생선을 비롯해서 공해가 적고 섬유질이 풍부하며 성질이 서늘한 채소와 과일을 많이 섭취하도록 해야 한다.

또 정서적으로도 열받는 상황을 피해야 하며, 환경적으로도 열이 조장될 소지를 줄여야 한다. 실내온도를 적정선으로 낮춰 될수록 서늘하게 하고 너무 건조하지 않게 가습을 시켜줄 필요가 있다.

카펫과 드라이플라워를 없애고, 애완동물을 키우지 말며, 주변 환경을 청결하게 해야 한다. 소파 뒤나 텔레비전 뒤를 깨끗이 청소해야 하고, 욕탕에 창틀이 있다면 창틀도 자주 닦아야 한다.

목욕은 뜨거운 욕탕보다 미지근한 물로 샤워를 하되 때밀이수건을 쓰지 말며, 비누를 덜 쓰도록 하고, 샤워가 끝나면 냉기가 가신 물로 다시 샤워해서 몸의 열기를 빼야 한다. 그리고 샤워 후 촉촉한 상태에서 보습제를 발라주도록 한다. 실내 수영장을 이용했을 때는 샤워를 더 꼼꼼히 해야 한다.

손톱을 짧게 깎고 손은 항상 청결하게 해야 한다. 또 속옷은 매일 깨끗하게 갈아입고, 세탁하여 어느 정도 시간이 지난 속옷을 입도록 해야지 갓 빤 옷을 곧바로 입는 것은 가급적 피해야 한다. 옷은 면으로 만든 게 좋으며, 털옷의 경우에는 맨살에 직접 닿지 않게 해야 하고, 목까지 감싸는 티셔츠 같은 것은 안 좋다. 이부자리나 베갯잇은 자주 햇볕에 말리도록 하고, 베갯속으로 메밀이나 새털 등은 쓰지 않도록 한다.

인형을 끌어안고 자지 않아야 한다. 헤어스타일은 아이가 원하는 대로 해주되 집에 있을 때는 이마나 목에 머리카락이 닿지 않도록 한다.

# 20

# 머리가 자주 아파요

어린이 두통은 앞머리와 옆머리에 많이 온다.

앞머리 두통은 어린이가 이비인후 질환을 앓고 있거나 빈혈, 발열 등이 있을 때 많이 나타나는 두통이다.

한의학에서는 '담궐두통' 일 때 앞머리가 많이 아프다고 한다. '담궐두통' 은 평소 비위기능이 허약하여 체내에 수분이 제대로 대사되지 못해 위장 내에 수분이 고이고, 이것이 인체 상부로 상역하여 두통과 어지럼증을 일으키는 것을 말한다. 눈 뿌리부터 정수리까지 아프고 어지러워 참을 수 없으며, 온몸이 무겁고 손발이 냉해지며 메스꺼워 참을 수 없게 된다.

옆머리 두통은 어린이가 귀 질환을 앓을 때 많이 온다. 한의학에서는

‘혈허두통’ 일 때 옆머리가 많이 아프다고 하는데, ‘혈허두통’ 은 혈액 및 영양물질의 부족에 의해 온다. 눈썹 바깥 부위에 통증이 오며 얼굴이 창백하고 손발이 냉해지며, 심장이 두근거리고 놀라며 어지럽고 땀이 심하게 줄줄 흐른다.

담궐두통에는 귤껍질을 끓여 조금씩 먹인다. 기력이 허약하여 두통이 있다가 없다가 하며, 추운 걸 싫어하고 땀을 많이 흘리며, 음식 먹기도 싫어하고 갈증이 심하게 나며, 피곤해하고 감기에도 잘 걸릴 때는 꿀물에 담갔다 볶은 황기(단너삼)와 인삼을 함께 끓여 조금씩 먹인다.

머리와 눈에 열이 치솟는 듯 머리가 뜨거우며 눈이 충혈되면서 두통이 있을 때는 감국차가 좋다. 또 열을 수반하는 감기로 두통이 심하고, 특히 눈이 빠질 듯 아플 때는 칡차가 좋다. 칡차는 어린이의 귀 질환이나 코 질환으로 두통이 있을 때도 좋다.

소화가 잘 안 되며 두통이 있을 때는 무즙을 먹인다. 무즙은 산소와 헤모글로빈의 결합을 촉진해서 뇌세포에 활력을 주므로 기억력 증진에도 좋고 두통 치료에도 좋다. 강판에 갈아서 짜면 매콤한 무즙이 만들어지는데, 냉장고에 넣어 차게 한 후 조금씩 먹인다. 3세 이상의 어린이에게 먹이되 물을 타서 매운맛을 희석시켜 먹이도록 한다.

또 감기 기운이 있고 평소에 깊게 잠들지 못하는 어린이의 두통에는 박하차가 좋다.

한편 두통을 자주 호소하면 베개를 바꿔주는 것이 좋다. 열성 체질의 어린이로 부산한 타입이면 메밀 베개가 좋고, 짜증을 잘 내고 잘 놀라면 녹두 베개가 좋다.

약간 비만한 경향이 있으며 유난히 땀이 많고 걸핏하면 뒷머리 쪽이 아프다고 호소하는 어린이라면 국화 베개가 좋고, 마음이 여리고 몸이 허한 체질로 비위가 약하고 냉한 타입의 어린이라면 세신(쪽도리풀) 베개가 좋다.

_21_

# 짜증이 심해요

짜증이 심한 어린이는 크게 두 가지 타입이 있다. 한증과 열증이다.

한증의 어린이는 불안하면서 짜증을 내는 편이다. 다시 말해 '울증'의 짜증이다. 눈밑이 항상 검다. 인당(눈썹과 눈썹 사이)에 푸른 정맥이 튀어 나와 있고, 손바닥에도 잡무늬가 많으면서 손가락 마디마디가 푸르다. 입 가에 침이 잘 고이며, 추위를 유난히 잘 타고, 손발과 배가 항상 차다. 소 변이 잦으면서 양은 적고 색이 희며, 대변도 자주 보거나 묽은 편이다.

열증은 화를 내면서 짜증을 부리는 편이다. 다시 말해서 '화증'의 짜증 이고 '열불' 나는 짜증이다. 정수리에 불덩이를 얹어놓은 듯 화끈거리고, 눈이 잘 충혈되며, 얼굴이 벌겋게 상기되면서 진땀이 솟구치기도 한다. 콧속이나 입 안이 마르고 입 안이 잘 헐며 갈증이 나서 물을 자꾸 마시려

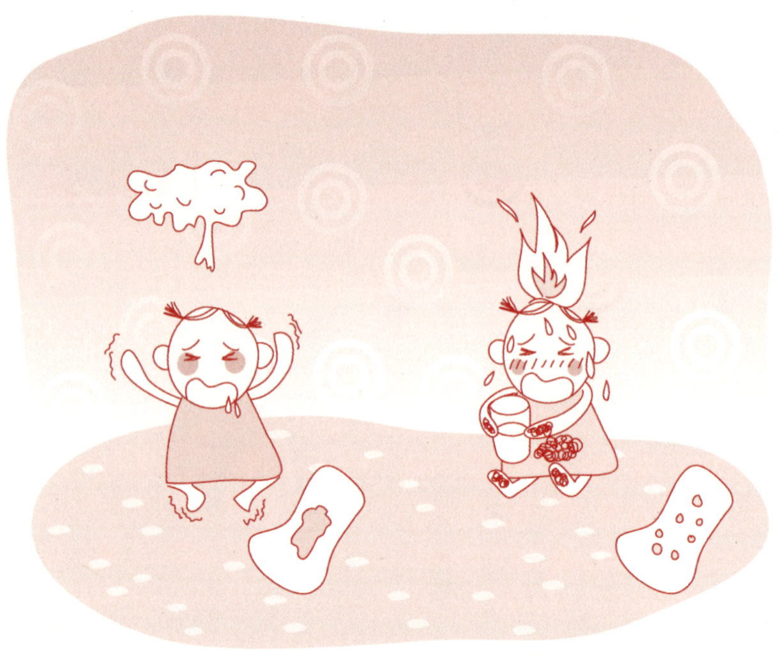

고 한다. 가슴속이 열기로 가득 차서 답답하고, 소변이 붉으며 양이 적고 냄새가 심하게 나며, 대변은 굳어서 때로 토끼똥마냥 동글동글하다. 배가 뜨겁고 발바닥이 화끈거린다.

한증 타입일 때는 까치콩이 좋다. 까치콩을 볶아 가루 내어 나이에 맞추어 양을 조절하면서 1회 2~4g씩 진하게 끓인 대추차로 1일 3~4회 복용시킨다.

까치콩은 정신신경을 안정시키는 영양가치가 대단히 높은 식품이다. 대추도 정신안정제의 효과가 있다. 또 짜증이 나면서 식욕이 없을 때는 소엽을 끓여 나이에 맞추어 조금씩 먹인다. 음식 냄새까지 싫어하며 음식을 보기만 해도 메스꺼워하고, 트림을 자주 하며 헛배가 자주 불러올 때 좋다.

열증 타입일 때는 등심(골풀의 속살)이라는 약재가 좋다. 신경안정제 역할도 하고 열을 떨어뜨리기도 한다. 얼굴이 벌겋게 상기되며 가슴이 답답하다고 하면서 불안·초조해하고 짜증을 잘 부릴 때 효과가 있다.

등심 끓인 물을 나이에 맞추어 양을 조절하면서 조금씩 먹인다. 차게 식혀 먹이도록 한다. 또 짜증이 나서 머리가 아프고 눈이 빠지는 것 같고 번거롭고 답답해 미칠 것 같으면 메밀국수를 많이 먹이면서 메밀국수 삶은 물을 자주 먹인다.

한증인지 열증인지 가리기 어려울 때는 모려가 좋다. 탄산칼슘이 많이 함유되어 있고 인산칼슘, 유산칼슘, 케라틴 등도 함유되어 있으며, 진정 작용이 강해서 초조·불안해하고 짜증을 잘 낼 때 효과가 있다. 몸이 약해서 유달리 땀을 많이 흘릴 때도 좋다.

잘 씻은 후 1일 8~12g을 물 300cc로 끓여 반으로 줄면 하루 동안 여러 번 나누어 복용시킨다. 진정을 목적으로 하면 생껍질 그대로 쓰고, 땀이 유난히 많을 때는 프라이팬에서 볶은 후 끓인다.

# 22

# 눈이 피로하고 늘 침침해요

눈의 피로를 쉽게 느끼는 어린이들이 있다. 눈이 침침하다거나 눈물이 나오거나 충혈되거나 새큰하다고 하거나 혹은 눈의 통증을 호소하기도 한다.

심할 때는 두통, 현기증, 어깨결림, 메스꺼움 등을 수반하기도 한다. 대개 이런 어린이들의 검은 눈동자는 윗부분이 파랗게 보이는 것이 특징이다. 또 인당과 어미(눈 바깥 귓바퀴 사이)라는 경혈에 파란 핏줄이 곧추선 경우가 많다.

눈이 피로할 때는 비타민 A, B₁, B₂, C를 고루 섭취하되 특히 비타민 A가 많이 함유된 식품을 섭취해야 한다. 예를 들어 동물의 간, 우유, 치즈, 버터, 달걀노른자, 시금치, 당근, 냉이, 전복, 굴, 오미자, 구기자, 호박,

포도, 해조류 등이 좋다.

특히 결명자차가 좋다. 결명자는 이름 그대로 밝음(明)을 결정해준다(決)는 뜻이 담겨 있다. 열성 체질일 때는 결명자를 생것 그대로 끓여 차처럼 복용하고, 냉성 체질일 때는 결명자를 볶아 쓰는 것이 좋다. 열성인지 냉성인지 분간하기 어려우면 프라이팬에 볶아서 쓰는 것이 좋다. 왜냐하면 이 약재는 성질이 너무 차서 장기 복용할 경우 속을 냉하게 할 수도 있기 때문이다.

결명자차를 끓일 때 구기자를 함께 넣고 끓이는 것도 좋다. 구기자는 간장기능을 강화하는 신비로운 영약이므로 눈까지 밝아지게 하는 약재다. 그래서 결명자와 구기자를 같은 양씩 섞어 끓여 먹이면 좋다.

또 감국이 좋다. 감국은 국화꽃이다. 눈이 피로하고 침침하며 충혈이 잘 되고, 아울러 두통까지 있을 때 좋다. 약간 미지근한 물에 담가서 염분을 빼고 이를 달여서 차처럼 먹이면 된다. 상습적인 비염과 축농증을 개선하는 데도 도움이 된다.

그러나 어느 방법을 쓰든 발은 따뜻하게 하고 머리와 눈은 시원하게 할수록 좋다. 눈꺼풀 위에 찬 물수건을 얹어 눈을 시원하게 해주는 것이 좋다. 특히 눈에 충혈이 있을 때는 더욱 그렇다. 그러나 때로 눈에 더운 타월을 덮어 따뜻하게 해줘도 눈의 피로를 풀 수 있다.

알레르기성 결막염이 있을 때도 도움이 된다. 그러나 이 방법은 눈에 충혈이 있을 때는 절대 금물이다. 아울러 눈의 피로를 풀기 위해서는 가까운 곳에 몰두하더라도 가끔씩, 아니 자주 먼 곳을 응시하듯이 보아야 한다.

그리고 눈을 감고 눈동자를 자주 굴려야 한다. 좌로, 우로, 위로, 아래로, 때로는 빙글빙글 돌리면 눈의 피로가 어느새 말끔히 가시는 것을 경험할 수 있을 것이다.

# 23

# 몸이 까닭 없이 여위어요

## 계병(繼病)과 기병(魃病)

아이가 여위는 경우에는 여러 원인이 있다.

첫째, 계병과 기병으로 여위는 경우가 많다. 기(魃)의 병은 기(忌)이며, '아우 타는 병'이다. 또는 '소귀병'이라고도 한다. 젖을 떼기 전, 또는 아이가 걷기 전에 어머니가 또 임신이 되었을 경우, 혹은 임신 중인데도 먼저 난 아이에게 젖을 계속 먹이면 먼저 난 아이에게 병이 생기는 것이 계병이요, 기병이다.

그 증상은 아이의 몸이 시들고 누렇게 여위어 뼈만 앙상해지며, 머리칼이 붉어지거나 잘 빠지고, 아이가 정신이 맑지 못하며 즐거워하지 않는다. 또 열이 나거나 혹은 오한과 신열이 오락가락하여 마치 학질에 이질을 겸한 것처럼 계속 앓으면서 배가 커지고, 병이 더했다 덜했다 한다.

둘째, 비장기능의 이상으로 여윌 수 있다. 비장기능이 이상 항진되면 열이 나고 몸이 무거우며 여윈다. 비장기능이 허하면 토사하며 여윈다. 비위에 열이 있으면 생쌀이나 진흙 등을 먹기 좋아하고 여윈다.

셋째, 감병 또는 열이 있을 때도 여윌 수 있다. 이 항목은 앞에서 설명한 바 있다.

넷째, 적(積)·벽(癖)이 있으면 여윌 수 있다. '적'은 배에 열이 심하며 밤에 열이 있는 것으로, 특히 식적(食積)은 대개 젖이 없을 때 아이에게 밥을 먹이면 위장이 소화시키지 못해 배가 불러 오르고 여윈다. '벽'은 양쪽 옆구리에 응어리가 생겨 평소에는 만져지지 않다가 통증이 올 때 만져지는 것으로, 젖과 음식이 소화되지 않으며, 잠깐 싸늘해졌다 잠깐 열이 났다 하고, 계속 물을 켜며 숨차고 기침하며, 조열과 비슷한 증상이 나타난다. 아이가 먹지 못하면서 여윈다.

다섯째, 어떤 질병으로 인해 여윌 수 있다. 예를 들어 칼로리 섭취량이 부족할 때, 신경질적이거나 불규칙한 식사습관이나 편식을 할 때, 또는 결핵 등의 만성병을 앓거나 위장 질환, 당뇨병, 갑상선 질환 및 소아 암 등에 걸렸을 때 현저하게 여윌 수 있다.

지나치게 여윌 때는 산사자(아기위)가 좋다. 소화를 잘 시키면서 식욕을 돋우고 살찌게 한다. 가막조개(재첩)도 호박산이 풍부하고 칼슘이 많아 좋으며, 장어도 여윈 몸을 보강하는 훌륭한 식품이다. 청어도 소화력을 증진시키고 식욕을 늘려서 살이 포동포동 찌게 한다. 굴은 특히 소아 당뇨병으로 수척해질 때 효과적이다.

# 24

# 비위가 허약한가 봐요

비위가 좋아서 소화·흡수가 제대로 이루어져야 건강을 유지할 수 있고 증진시킬 수 있기 때문에 비위를 '후천의 근본'이라 하며 '기혈 생성의 근원'이라고도 한다.

비위는 비장과 위장을 줄여서 함께 부르는 말이다. 비위는 1차 소화된 음식물을 받아서 다시 소화·흡수 과정을 거친 다음 인체에 이용될 수 있는 물질로 변화시켜 각 장기와 조직으로 수송할 뿐 아니라, 혈액을 생성하고 저장하는 역할 및 혈액을 조절하고 관할하며 통제하는 역할을 한다.

그래서 비위가 약하면 영양장애의 증상이 나타나며, 설사를 잘 하거나 소변도 찔끔찔끔 보면서 시원치 않고, 헛배가 부르거나 식욕이 떨어지고 메스껍거나 트림을 한다. 특히 식후에 윗배가 그득하여 답답하거나 권태

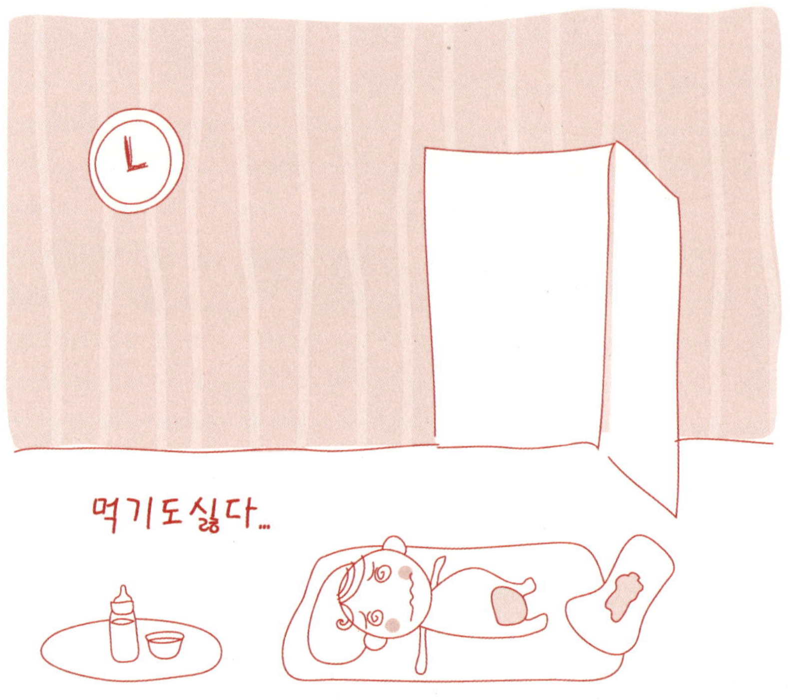


로워지며, 사지가 무력하고 까닭 없이 피곤해져서 드러눕기를 잘 하고, 혀는 마치 치아로 짓씹어놓은 듯 치흔이 뚜렷하게 나타나며, 여위고 잘 붓고 각종 출혈 증상이 생긴다. 비위가 약한 아이의 겉모습은 복벽이 느슨해져 있고, 명치끝은 움푹 꺼져 있으며, 늑골이 예각을 이루고 있고, 아랫배는 불룩하게 나와 있다.

 비위가 허할 때는 백출(삽주뿌리)이 좋다. 끓여서 먹되 복용하는 양과 횟수는 나이에 맞추어 조절한다. 비위가 약하여 위장관에 고여 있는 잉여 수분 때문에 뱃속이 항상 꾸르륵거리고 출렁출렁할 때는 잉여 수분을 제거해준다.

또 비장이 약해 식욕이 없을 때는 계내금(닭의 모래주머니 안쪽의 황금빛 내막)을 씻어 말린 후 프라이팬에 살짝 볶은 다음 곱게 가루 내어 나이에 맞추어 양을 조절하여 먹인다. 식욕이 대단히 좋아져서 먹어도 배가 고프다며 자꾸 먹으려 하고, 소변이 잦은 것도 개선될 뿐 아니라 야뇨증에도 도움이 된다.

한편 비장이 약하면서 뱃속이 냉할 때는 인삼차를 자주 먹이는 게 좋다. 복부가 냉하며 손발도 차디차고 설사가 잦으며 잘 붓고 메스꺼울 때 인삼 2~4g에 생강 3쪽을 물 300cc에 끓여 반으로 줄어들면 하루 동안 여러 차례 나누어 먹이면 도움이 된다. 물론 나이에 따라 양과 횟수를 조절해야 하며, 특히 어린 나이일 때는 인삼의 양을 늘리지 않도록 한다.

또 위장 내의 진액이 부족한 경우에는 입과 목구멍이 건조해지며, 잠을 자고 나면 증상이 더 뚜렷해지고 대변도 굳어진다. 이럴 때는 까치콩을 멥쌀과 같은 분량으로 배합해서 하룻밤 물에 불려 믹서에 갈아 죽을 쑤어 먹인다. 까치콩은 진액을 보충하며 신경을 안정시키는 효과가 뚜렷한 식품이다.

# 25

# 식욕이 없어 먹지 않아요

식욕은 어린이의 감정 변화에 따라 자주 변한다. 그러나 식사가 불규칙하거나, 정상적인 식사보다는 패스트푸드, 청량음료, 기름진 것, 단 것 등을 지나치게 선호하여 식욕이 떨어지는 경우도 많다. 또 더위에 지쳤거나 열성 질환 후에 식욕이 떨어진 경우도 있다. 그밖에도 기운이 쇠약하거나, 오래된 체기가 있어서 식욕이 없어진 경우도 있다.

기운이 쇠약해진 때는 대체로 공복감을 느끼지 못하고 식후에 윗배가 팽만해지며 피로감이 심하고, 오래된 체기가 있을 때는 윗배를 누르면 자지러질 듯 아프거나, 혹은 밥만 먹었다 하면 속이 아파서 고통스러워하며 대변에서 악취가 풍긴다.

신경성 식욕부진에는 소엽을 끓여 조금씩 먹인다. 식이성 조절이 잘못

되어 식욕부진이 되었을 경우에는 치자열매 1개를 으깨어 거름통 있는 찻잔에 넣어 뜨거운 물을 한 잔 되게 붓고 뚜껑을 닫은 채 5~10분간 우려 낸 다음 뚜껑을 열고 거름통을 걷어낸 후 우러난 물만 하루 동안 조금씩 입을 축이듯 자주 먹인다. 양을 너무 늘리지 않도록 하고 써서 먹기 힘들어할 때는 약간의 설탕을 첨가해도 좋다.

더위에 지쳐 식욕이 없을 때는 '수박물엿'이 좋다. 수박을 잘라 속을 숟가락으로 퍼내어 믹서에 갈아 거즈에 밭쳐 즙을 짜낸 후 약한 불에서 끓이면서 붉은 거품이 뜨는 것을 떠낸 다음 바닥이 눌어붙지 않도록 주걱으로 저어가며 물엿처럼 만든 것이 '수박물엿'이다. 식욕이 전혀 없고 갈증이 심하며 소변이 농축되어 붉고 뻑뻑하며 잘 나오지 않을 때 특히 효과가 좋다.

한편 기운이 쇠약하여 식욕이 부진할 때는 계내금을 씻어 말린 후 프라이팬에 볶아 가루 내어 나이에 맞추어 양을 조절하면서 조금씩 따뜻한 물에 타서 먹인다. 위액의 분비를 늘리고 위벽의 신경근을 흥분시켜 식욕을 증진시킨다.

또 오래된 체기가 있어 식욕부진이 올 때는 산사육을 끓여 조금씩 먹인다. 새콤하기 때문에 설탕을 타서 먹이면 잘 먹는다. 특히 고기 먹고 체한 후 식욕이 떨어졌을 때 효과가 좋다.

참고로 기운이 쇠약하여 식욕이 없고 소화가 안 될 때는 '삼령백출산'이 좋은 처방이다.

**■ 처방** : 인삼·백출·백복령·산약·감초 각각 11g, 의이인·연육·

길경 · 사인 · 백편두 각각 6g.

■ **제조 · 복용법** : 물 500cc로 끓여 반으로 줄어들면 하루 동안 나누어
먹이거나, 가루 내어 4~8g을 나이에 맞게 양을 조절하여 대추차에
타서 먹인다.

# 26

# 배가 자주 아파요

어린이의 복통을 《동의보감》에서는 그 원인에 따라 6가지로 구분하였다. 첫째는 '식통'이다. 가장 흔한 복통으로 식후 통증이 있으면서 간혹 시큼한 냄새가 나는 것을 토하거나 설사한다. 음식 먹기를 싫어하며 배가 항상 그득한 듯 부르고 열감과 권태감이 있다. 복통이 오면 심하게 울면서 몸을 뒤틀고 얼굴색이 파랗게 되었다가 곧 누렇게 변해간다.

둘째는 '적통'이다. 음식이 위장에 적체된 것으로, 얼굴색이 창백하며 대변에서 시큼한 냄새가 난다.

셋째는 '허통'이다. 복통은 때때로 나타나는데, 이때 배를 주물러주면 편안해지며, 따뜻한 것으로 찜질을 해주면 좋아한다.

넷째는 '실통'이다. 배를 문질러주면 더욱 심한 복통을 호소하며 손을 대지 못하게 한다.

다섯째는 '충통'이다. 기생충에 의한 복통으로 복통이 때때로 그쳤다가 다시 발작하며, 맑은 물 같은 침을 흘린다.

여섯째는 '한통'이다. 속이 냉해서 생기는 복통으로 입 안에 찬 기운이 돌면서 손발이 차고, 뜨거운 물 마시기를 좋아한다. 이마에서는 땀이 나며, 누워 잘 때 눈을 뜨기도 하고, 눈을 감은 채 머리를 흔든다.

체해서 배가 아픈 '식통'일 때는 맥아(보리길금)를 끓여 조금씩 먹인다. 비위가 허해서 배가 아픈 '허통'일 때는 나복자(무씨)를 볶아 끓여 조금씩 먹이거나 귤피(귤껍질) 달인 물을 조금씩 먹인다. 기생충으로 배가 아픈 '충통'일 때는 빈랑을 가루 내어 한 번에 1g씩 먹이되 큰 아이에게는 2g씩 미음에 타서 먹인다.

속이 냉해서 배가 아픈 '한통'일 때는 인삼을 끓여 먹이거나 건강(생강 말린 것)을 싸서 구워 끓인 물을 조금씩 먹인다. 또 장이 꼬이고 뒤틀려 배가 아플 때는 허리를 꼬부리고 우는데 눈물은 나오지 않고, 얼굴이 창백해지며 입술은 검어지고 손발이 싸늘해진다. 죽을 것같이 아프다. 이때는 빨리 파 달인 물로 배를 씻어주고 총백(파 밑동)을 짓찧어 배꼽 주위를 찜질해준다.

한편 몸이 차서 생긴 배탈에는 찹쌀 1큰술에 말린 생강 3g을 넣어 물을 부은 후 중탕해 푹 익혀서 조금씩 먹인다. 혹은 밤암죽도 좋다. 밤의 노란색 색소가 체내에 흡수되면서 비타민 A로 바뀌는데, 이 비타민 A가 각 기관의 상피세포를 튼튼히 해 박테리아의 침입을 막고 소화기관에 활력을 준다.

　참고로 최근 3개월 동안 심한 복통이 3회 이상 있을 때, 복통·구토·설사를 겸하면서 코 같은 변이나 혈변이 나올 때, 심한 복통이 5분 정도 있다가 1시간 정도 그쳤다를 반복하면서 붉고 걸쭉한 변을 볼 때, 복통과 함께 배뇨통이 있거나 이상한 냄새가 나는 소변을 지릴 때는 정확한 진단을 받아야 한다.

# 27

# 변비가 심해요

변비는 대변 속의 수분이 적고 단단한 상태를 말하는 것이지 변의 횟수로 정의할 수는 없다. 모유를 먹일 때는 하루에 4~5회, 많을 때는 10회 이상 자주 변을 본다. 분유를 먹일 때보다 약간 묽은 편이며 수분이 많고 거품이 일기도 한다. 그러나 꼭 그런 것은 아니며, 또 분유를 먹일 때는 모유를 먹일 때보다 횟수가 적어지는 경향이 있지만 이것 역시 꼭 그런 것은 아니다. 아이들은 4~5일 동안 변을 안 볼 수도 있다. 잘 먹고 잘 놀며 기분 좋아하면 걱정할 필요가 없다.

상습적인 변비는 주로 체질적인 관계가 많다. 또 어린이 변비는 특히 먹는 것과 밀접한 관련이 있다. 음식량이나 수분 섭취량이 부족하거나 편식 등으로 분변의 양을 충분히 만들지 못하고 그로써 장 연동을 자극할

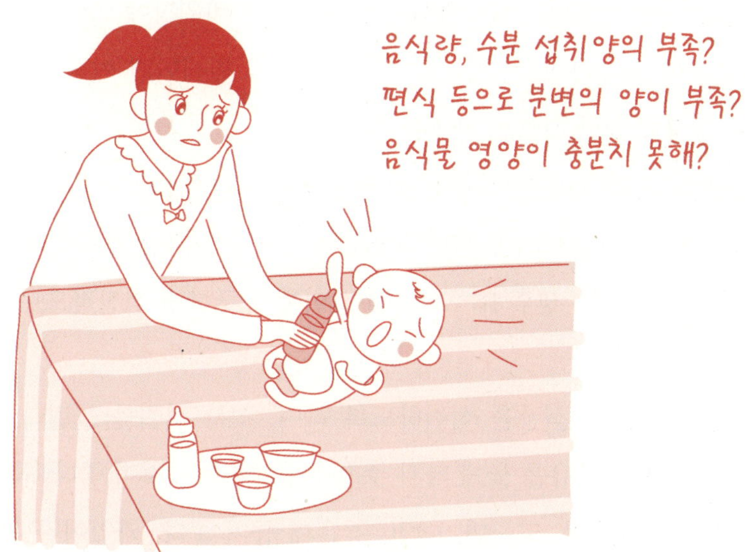



수 없을 뿐 아니라 음식물에 의한 영양이 충분치 못해 전체적인 영양이 불량해졌을 때 변비가 올 수 있다.

심인성 요인이 변비를 악화시킬 수 있다. 어린아이들은 정신적인 변 공포증이 있을 수 있으며, 많은 어린이들이 낯선 곳, 위험을 느끼는 곳, 집을 떠난 다른 곳에서는 변을 볼 수 없기 때문에 변비를 일으키는 경우도 있다.

또한 부적합한 배변 습관이 변비를 일으키기도 한다. 여자아이의 거의, 그리고 남자아이의 75%는 만 5세 전에 대소변을 완전히 가리는데, 만일 대소변 가리기를 너무 일찍 시작하면 변비가 올 수 있다.

그밖에 비위장에 열이 축적될 때, 기 순환이 제대로 안 될 때, 기혈 부족으로 장의 연동운동이 약할 때, 복부가 냉할 때도 변비가 잘 생긴다. 혀를 살펴봐서 혀 위에 끼는 이끼가 누런색이면 비위장에 열이 축적됐거나 기 순환에 문제가 있는 것이고, 혀의 이끼가 흰색이면 기혈의 부족이나 복부 냉증에 의한 것으로 판별할 수 있다.

변비가 오면 우선 규칙적인 배변 습관을 갖도록 하고, 복부 마사지를 자주 해준다. 허리에서 꽁무니뼈까지도 마사지해주며, 좌욕을 하게 한다. 또한 변 가리기는 생후 18~24개월 사이에 느긋하게 점진적으로 할 필요 가 있다.

섬유질이 많은 식품을 섭취하도록 하며, 수분 섭취를 늘린다. 분유를 먹는 경우라면 분유를 묽게 타서 주고 물을 더 주는 것이 좋다. 곡류는 현 미, 보리, 콩, 완두, 고구마, 메밀, 검은깨 등이 좋다. 과일이나 견과류는 사과, 배, 파인애플, 프룬(서양자두), 건포도, 살구, 복숭아, 호두, 바나나 등이 좋다. 채소류 중에는 우엉, 연근, 표고버섯, 양배추, 시금치, 근대, 무청, 쑥갓, 쑥, 당근, 알로에, 셀러리, 브로콜리, 죽순 등이 좋다.

# 28

# 설사가 잦아요

아기의 대변은 묽은 것이 보통이다. 특히 모유로 키우는 아기의 대변은 물기가 많다. 설사는 기간이 하루이틀 정도인 급성 설사와 여러 주 이상 지속되는 만성 설사로 구분할 수 있다. 설사 변의 성분에 대변 외에 점액, 혈액, 농즙 등이 섞일 수 있으며, 배변 횟수도 하루 1회일 수도 있으나 수십 회에 이르는 경우도 있다.

비위가 허약하면 반복적인 설사, 만성적인 설사를 한다. 비위가 풍한(風寒)에 손상되면 변이 허옇고 거품이 많고 냄새가 없이 설사한다. 비위가 서습(暑濕)에 손상되면 변이 누렇고 냄새가 고약한 설사를 한다. 밥 먹고 체하여 비위가 손상되어 설사할 때는 변의 양이 많고 시큼하다. 젖에 체하여 비위가 손상되어 설사할 때는 멍울멍울 허연 응어리진 변을 본다.

설사는 유해한 장의 내용물을 배출하려고 하는 자기방어 반응의 표시일 때가 많으므로 지사제를 함부로 써서는 안 된다. 절식하더라도 충분한 수분을 섭취해야 하며, 모유를 먹이는 경우 설사한다고 모유를 끊지 말고 양을 줄였다가 서서히 늘려간다.

분유나 생우유를 먹이는 경우 설사가 심할 때는 일단 특수분유를 먹여 증상이 호전되는 것을 보아가며 평소에 먹던 것으로 다시 먹이도록 한다. 이유식을 먹이는 경우 설사의 급성기만 지나면 다시 시작하되 지방질은 줄이고 죽 같은 탄수화물을 위주로 하다가 단백질을 첨가해 늘린다.

밥을 먹이는 경우에도 급성기를 지나면 죽, 익힌 과일 등으로 서서히 원상 식이법을 유지한다. 특히 소화가 잘되고 따뜻한 음식을 제때 적당량 섭취하는 것이 중요하다.

해조류나 버섯 등 섬유질이 많은 식품, 기름과 지방이 많은 음식, 설탕이나 향신료, 조미료가 많이 첨가된 음식은 피한다. 콩류나 호박은 가스를 발생시키므로 피하도록 하고, 탄산음료, 유제품(우유, 요구르트), 오렌지주스, 찬 음료수, 생과일 등은 피하는 것이 좋다.

또 부패한 음식을 주의한다. 부패한 음식을 섭취했을 경우에는 변에서 냄새가 나고 설사가 급하게 나오며 항문에 작열감이 있고, 배변 후에도 불쾌감이 가시지 않는다.

설사에 도움이 되는 식품으로는 마가 좋다. 몸이 차고 비위가 약해서 일어난 설사에 특히 좋다. 사과도 좋다. 펙틴 성분이 장내에서 유산균 같은 유익한 세균이 번식하는 것을 도와 장을 튼튼하게 해준다.

현미수프는 심한 설사로 탈수증이 있거나 체력이 떨어졌을 때 좋고, 이

질풀·오이풀은 타닌을 함유하고 있어 수렴작용을 하며 항균작용과 장
연동을 억제하는 작용을 한다.
  부추죽과 수정과도 좋으며, 녹차나 파의 흰 뿌리를 끓여 조금씩 먹여도
좋다.

# 29

# 밤에 오줌을 자주 싸요

오줌싸개는 소변을 수의적으로 조절할 수 있는 나이인 3~5세를 지나서도 낮 혹은 밤에 불수의적으로 소변을 지리는 것을 말한다. 낮에만 소변 지리는 것을 '주간 유뇨증'이라 하고, 밤에 소변 지리는 것을 '야뇨증'이라고 한다.

야뇨증에는 1차성 야뇨증이라 해서 처음부터 배뇨 조절을 하지 못하는 경우가 있고, 2차성 야뇨증이라고 해서 최소한 6개월 이상의 기간 동안 배뇨 조절을 하다가 야뇨증이 나타나는 경우를 말한다.

원인은 신기가 부족하며, 방광이 허하고 냉해서 소변을 잘 조절하지 못하거나, 혹은 체질이 허약하고 비장기능과 폐장기능이 허약한 것으로 보고 있다.

그렇지만 오줌싸개가 일반적으로 첫 번째 아이, 사회·경제적으로 낮은 계층의 아이, 심한 스트레스를 경험한 아이에게서 좀 더 빈번하게 나타나는 것으로 보아 간기울결(肝氣鬱結)도 큰 원인이 되는 것으로 보고 있다.

'주간 유뇨증'은 여자아이에게 더 많으며, '야뇨증'은 남자아이에게 더 많다. 야뇨증의 빈도는 5세에서 20% 정도지만 이들 중 매년 약 15%씩 자연 치유되어 15세에서는 1% 이하가 된다.

기질적 원인으로는 요도계의 기질적 질환, 대사 질환, 내분비 질환, 중추신경계의 이상 등을 들 수 있고, 기능적 원인으로는 잘못된 배뇨훈련, 이상수면, 정신·심리적 요인, 자율신경 이상, 신경학적 요인 등을 들 수 있다. 또 알레르기성 야뇨증을 들 수 있는데, 이 경우는 아토피 소인을 갖고 있다. 즉 기관지천식을 비롯해서 알레르기성 비염, 두드러기 등을 겸할 수 있으며, 설령 이런 질환이 없어도 가족 중에 아토피성 경향이 있을 수 있다.

원인이 어떻든 간에 심신을 단련해야 하며, 건포 마찰을 꾸준히 해야 한다.

특히 손발이 냉하고 추위를 타고 기력이 현저히 저하되었을 때는 마를 갈아 조금씩 먹이면 좋다. 또 은행볶음도 좋다. 단, 날로 먹거나 많이 먹으면 중독을 일으킬 염려가 있으므로, 겉껍질을 벗긴 은행을 프라이팬에서 파릇하게 볶아 뜨거울 때 소량씩 씹어 먹이도록 한다.

당근도 좋다. 특히 엉덩이가 차고 몸이 냉한 편이며, 복부는 대개 복직근이 당겨져 있을 때 좋다. 이럴 때 당근을 꾸준히 먹이면 복부가 따뜻해지고 몸 전체가 훈훈해진다. 신선하고 짙은 적갈색이 나는 당근을 껍질째 1cm 두께로 썰어 석쇠에서 갈색이 나도록 구워 뜨거울 때 먹도록 한다. 단, 당근을 믹서에 갈아 생즙을 내어 꾸준히 먹으면 오히려 몸이 더 냉해 질 수 있으므로 주의해야 한다.

# 30

# 허약하고
# 자주 피곤해요

허약한 아이는 오장기능이 다 약하다. 그래서 까부러지듯 처져서 자꾸 자려고만 한다. 잘 때는 눈을 뜨고 자는 경우가 많다. 얼굴이 누르스름하고 여위며, 눈이나 코를 잘 비비고, 손톱을 자꾸 물어뜯는다. 이를 갈고 하품을 자주 한다. 입 안과 혀가 잘 헐고, 가래가 목에 잘 걸리며, 체표나 구강·비강 등의 분비물이 많다.

잘 토하고 설사가 잦으며, 대변 빛이 혹 푸르기도 하고 희기도 하며, 곱 같은 것이 나오기도 한다. 배에 푸른 줄이 많이 돋으며, 젖과 음식을 많이 먹지 못하고, 명치 아래와 배가 창만하다. 식욕이 떨어져 먹는 음식이 줄어들고, 기가 치밀며 올라와 숨이 차서 숨결이 밭다. 잘 놀라며 짜증이 많다. 밝은 것을 싫어하며 몸이 무겁다. 다리는 얼음장같이 차다.

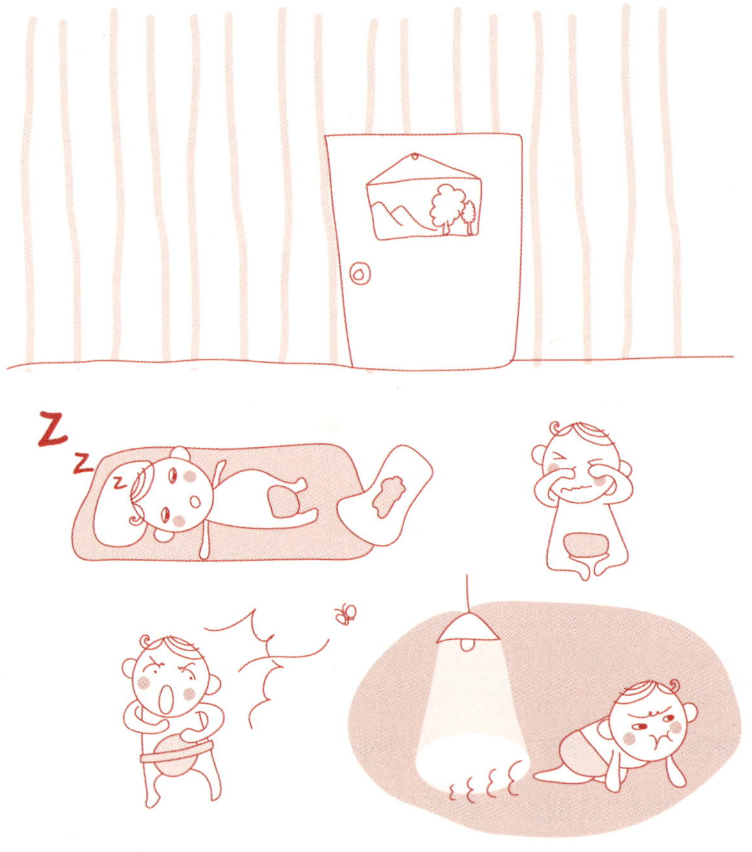

　허약한 아이에게는 복령(소나무 뿌리에 불완전 버섯류로 기생하는 것)이 좋다. 다양한 영양물질을 함유하고 있기 때문에 저항력을 키운다. 복령을 2~3차례 끓여낸 후 말려서 가루 내어 나이에 맞추어 양을 조절하면서 2~4g씩 먹인다. 물론 송순(소나무의 새순)으로 차를 끓여 먹이거나, 송화(소나무 꽃가루)를 꿀물에 타서 먹인다.

　약재 중에는 황기, 당귀 등이 좋다. 황기는 피로로 허열이 나며 땀을 많이 흘릴 때 효과가 있으므로 꿀물에 축여 볶아서 달여 먹인다. 당귀는 피로로 오한과 열이 오락가락하는 것을 다스리고 빈혈에 좋으므로 달여 먹인다.

　해산물로는 굴조개가 좋다. 살을 발라 끓여 먹이고, 그 껍질을 가루 내어 먹인다. 소화가 잘 되고 식욕이 현저히 증진한다. 시큼한 변을 보거나 냄새 나는 트림을 잘 하는 어린이가 도한증(잠잘 때 땀을 흘리고 눈을 뜨면 땀을 흘리지 않는 병)까지 있는 경우에 좋다.

　굴이나 홍합도 좋다. 빈혈이 있어 혈색이 좋지 않거나 장의 기능이 미숙한 어린이에게 좋다. 혈액을 생성하거나 생성된 혈액을 맑게 해주는 보혈식품이다. 신경을 안정시키는 데도 좋으며, 쉽게 피로하고 아침에 개운치 않으며 눈이 피로하고 여위어가는 것을 예방할 수 있다. 뼈와 근육도 튼튼하게 해준다. 또 비타민 $B_{12}$는 빈혈을 개선하고 성장을 돕는다. 대합, 정어리, 다랑어, 해조류 등에 많이 함유되어 있다.

　특히 여위고 허약하여 식욕이 없고 소화까지 안 될 때는 돼지밥통을 뒤집어 속까지 씻고 이 속에 인삼·백출·귤껍질 각각 200g, 사인·산사육 각각 100g, 찹쌀 50~100g을 넣어 돼지밥통의 아래위를 묶고 중탕하여, 그 즙만 1회 100cc씩 하루에 2~3회 공복에 먹인다. 나이에 따라 양을 조절한다. 이른바 '소양판 약중탕' 이라는 것이다.

부모님이
가장 궁금해하는
우리 아이 건강백과

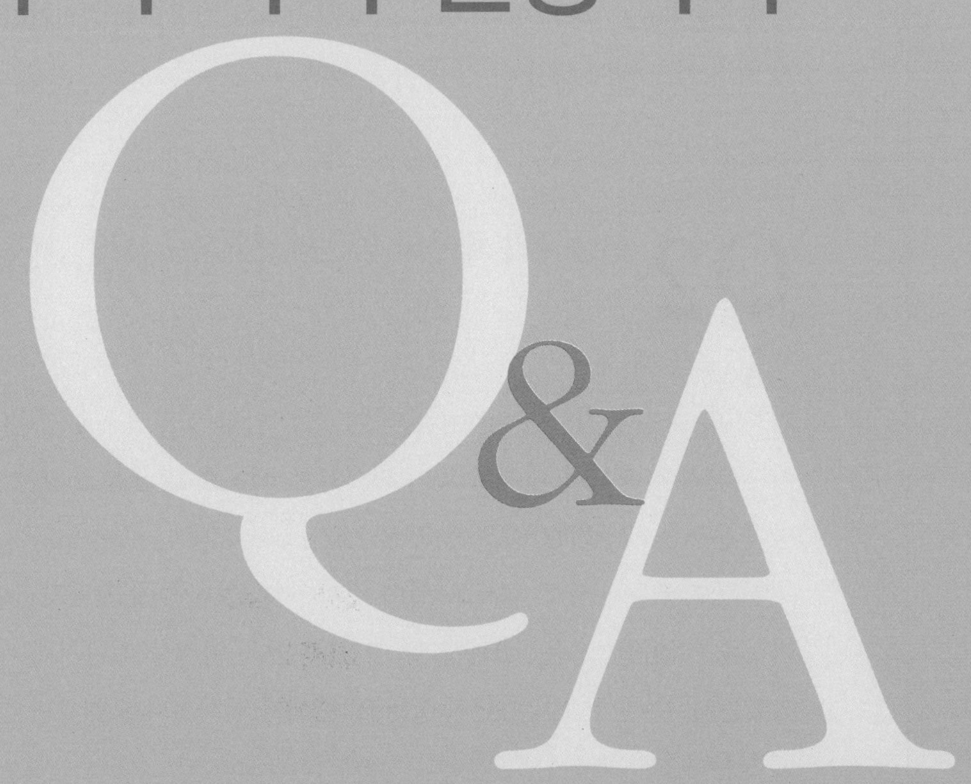

# Q1 갓 태어나면 입 안부터 해독시키라고 하는데 어떻게 하나요?

**A** 옛 사람들은 태독을 풀기 위해 아기가 출생하면 입 안의 더러운 것을 닦아주었다. 이것을 '식구(拭口)' 또는 '식예(拭穢)'라고 했다.

《동의보감》에서는 "갓 나서 울기 전에 부드러운 비단을 손가락에 감은 다음 황련(깽깽이풀)과 감초를 진하게 달인 물에 적셔서 입 안을 닦아주어야 한다. 이렇게 하면 3일 후에 입 안의 구정물이 대변으로 나가는데, 이것을 '제시(臍屎)'라고 한다. 만일 이것을 삼켜서 뱃속으로 들어가면 반드시 여러 가지 병이 생길 수 있다"라고 했다.

# Q2 신생아의 체온이 높은데 괜찮은가요?

**A** 출생 때 체온은 37.7~38.2℃ 정도이다가 몇 시간 내에 36℃ 정도가 되며, 하루쯤 지나면 다시 상승하여 37℃ 안팎이 되면서 안정된다. 아기는 양기가 강해서 대체로 열이 많으므로 체온의 발산을 도와야 한다. 방의 온도는 22~25℃, 습도는 40~60%가 좋다.

한편 가끔 38~39℃ 정도로 열이 갑자기 올랐다가 내릴 때가 있는데, 이것을 '기이열' 혹은 '일과성 열'이라고 한다. 아기를 지나치게 싸놓지 않았는지, 수분 부족이 아닌지 살피고, 증세가 심하거나 오래가면 전문의를 찾는다.

# Q3 신생아의 피부가 얼룩덜룩한데 괜찮은가요?

A 신생아는 피부가 얇고 혈관이 풍부해 붉은 빛을 띤다. 출생 후 약 하루가 지나면 피부가 감색으로 되지만 7일이 지나면 자연히 없어진다. 손발이 찰 때는 청색증을 보이며, 울 때는 암적색이나 자색의 얼룩덜룩한 점이 나타난다.

딸기형 모반(딸기같이 보이는 약간 돌출된 검붉은 반점)은 3세까지는 없어진다. 중독성 홍반(신생아 두드러기)은 붉은 반점의 중앙에 노란색 발진을 띠며 전신에 나타날 수 있다. 비립종(진주빛의 흰 점)은 콧등 혹은 턱에 생기며 수일 또는 수주 내에 없어진다.

# Q4 배꼽에 염증이 생겼는데 어떻게 해요?

A 일명 '제대염'이다. 한방에서는 '제풍(臍風)'이라고 한다. 신생아 배꼽은 탯줄을 자른 후 바로 닫히는 것이 아니라 10~20일 정도 지나야 닫히며, 잘라내고 남은 배꼽에 붙은 탯줄은 10일 정도 지나야 저절로 떨어지는데, 이 시기에 소독을 마땅하게 하지 못했거나 풍사와 습사가 들어가면 염증이 생길 수 있다.

얼굴이 붉고 숨차하며 울음소리를 내지 못하고, 배꼽이 부어오르며 붉어지고 부스럼 딱지가 앉거나, 배꼽에서 액체 같은 것이 스며 나오거나 노란 피고름이 나오면서 역겨운 냄새가 난다. 소독하고 노출시켜 완전히 말리도록 한다. 기저귀를 채울 때 배꼽을 가리지 않도록 한다. 염증이 심하면 탯줄을 통해 감염이 몸속으로 번지며 악화되거나 패혈증을 일으킬 수 있으므로 전문의를 찾는다. 배꼽 둘레가 검푸르고 손톱이 검은 것은 예후가 안 좋다.

# Q5 신생아가 자극에 지나치게 반응하면 병이 아닐까요?

**A** 아기 손바닥을 손가락으로 가볍게 자극하면 손에 닿는 상대의 손가락을 무의식적으로 꽉 쥔다. 이를 '쥐기반사'라 한다. 4개월이면 소실되는데, 계속되면 전두엽 손상을 의심할 수 있다. 아기 발바닥을 긁으면 엄지발가락이 발등으로 휘면서 다른 발가락은 선형으로 펼쳐진다. 이를 '바빈스키반사'라 한다. 1~2년 내에 소실되는데, 계속되면 뇌 질환이나 정신발육장애가 의심된다.

아기 머리를 베개 위로 5cm 정도 들어 올렸다가 갑자기 내려놓거나 아기를 건드렸을 때 아기가 사지를 벌리고 손가락을 폈다가 두 팔은 무엇을 껴안듯 가슴 위로 가져오며 무릎을 가슴까지 오므린다. 이를 '모로반사'라 한다. 이 반사가 없으면 뇌손상이, 생후 6개월이 지나도 계속되면 중추신경 발달지연이 의심된다.

아기 입술 근처를 가볍게 자극하면 입을 돌려 빨려고 한다. 이를 '먹이찾기반사'라 한다. 반사가 없으면 뇌성마비나 뇌장애가 의심된다. 귀 쪽의 안면신경간을 두드리면 안면근에 경련이 일어난다. 이를 '크보스테크

징후'라 한다. 생후 일주일 후에도 계속 나타나면 간질이나 히스테리가
의심된다.


# Q6 아기가 땀이 많고 변이 묽은데 괜찮은가요?

A  아기는 신진대사가 활발하여 분비물이 많게 마련이다. 그래서 땀도
많이 흘리고, 침도 많이 흘리며, 변이 묽거나 횟수도 많다. 피부 트러블이
잘 생기며, 자주 씻어줘도 항상 주먹을 꼭 쥐고 있는 손은 공기와 접촉할
기회가 적어 손바닥의 손금에 분비물 덩어리가 실 모양으로 뭉친다. 생후
3개월 이후 서서히 주먹 쥔 손을 펴게 되면 손금에 뭉쳐 있던 분비물 덩어
리가 자연히 줄어든다.

단, 신생아는 땀샘의 발달이 늦어 땀이 나지 않는다. 생후 3~4개월 후
에야 더울 때 땀이 난다.


# Q7 숫구멍은 생후 몇 개월에 닫히나요?

A  갓 태어난 아기는 머리가 몸통의 4분의 1이 되는 4등신이다. 그래
서 몸에 어떤 문제가 생겼을 때, 말초에서 이를 해결할 수 없어서 머리에
부담이 많이 온다. 이런 부담은 뇌에 나쁜 영향을 줄 수 있기 때문에 머리
꼭대기 정수리에 완충장치가 마련되어 있다. 정수리에 뼈가 없이 말랑말

랑한 곳이 완충장치다. 이곳을 '대천문' 이라고 한다. 물론 이런 장치가 있는 것은 출산 때 머리 모양이 길게 변해 산도를 쉽게 통과하기 위한 것이고, 출생 후에도 뇌가 성장 발육할 수 있게 하기 위한 것이다.

숨쉴 때마다 이곳이 팔딱팔딱 뛴다. 생후 6개월이면 소천문이 완전히 닫힌다. 대천문은 9~10개월경까지 점점 커지다가 11개월 이후부터 닫히기 시작한다. 그러다가 돌 때나 18개월까지는 뼈로 완전히 덮인다.

# Q8 젖살은 언제 가시나요?

**A** 갓 태어나면 온몸이 흰색의 태지로 덮여 있고 주름이 많다. 출생 후 4주 정도 지나 젖살이 오르면 주름이 저절로 없어진다. 생후 6개월 말에는 출산 체중의 2배로 증가한다. 그러나 출산 직후에 비하면 점차 체중이 늘어나는 속도가 늦어지고, 대신 키가 많이 자란다. 이런 경향은 그후 계속되어 점점 몸매가 잘 다듬어지며 유아의 모습으로 자리가 잡혀간다.

그러다가 생후 10개월이 되면 앞뒤, 옆의 가슴둘레가 거의 같아 항아리처럼 보이던 것이 점차 앞뒤가 납작해지면서 좌우로 넓어진다. 그리고 생후 1년이 되면 처음 태어났을 때 4등신이었던 몸매가 4.5등신으로 되고 머리둘레보다 가슴둘레가 커지며 다리와 허리도 길어져서 젖먹이다운 토실토실함이 가시고 유아다워진다. 몸이 단단해지므로 날씬한 느낌이 든다.

# Q9 사시인 것 같은데 괜찮을까요?

**A** 생후 6개월까지는 정상적인 아기도 좌우 눈동자가 따로 노는 일시적인 '가성사시'가 있을 수 있다. 대개 8개월 정도 지나면 없어지므로 걱정하지 않아도 된다.

참고로 출생 때는 심한 근시이다. 생후 일주일경에 명암을, 1~2주에 빛을, 2~3주에 물체를 보는 능력이 생기고, 3~4주에 색을 느끼기 시작한다. 생후 1개월까지 시력은 0.05 미만이며, 초점 거리는 25cm에 불과하다. 생후 3~4개월이면 시력이 0.1 정도 되며, 초점 거리는 45cm로 길어진다. 생후 4개월이면 색에 대한 선호도가 생긴다. 생후 5~7개월이면 시력이 0.21, 초점 거리는 1.5m가 된다. 그리고 원근을 점차 구분한다. 이렇게 발달하다가 만 5~6세가 되면 시력이 1.0 이상 되고, 초점 거리는 5m가 되어 성인의 정상 시력에 비로소 접근하게 된다.

# Q10 소리를 잘 못 듣는 것 같은데 괜찮을까요?

**A** 청각은 출생 때 거의 느끼지 못하다가 2~3일이 지나면 음에 대한 반응을 시작하고, 1개월 때 비로소 소리의 방향을 깨달으며, 3~4개월에 음성을 구별할 수 있고, 5~6개월이 되어야 제대로 다 듣게 된다. 6개월이면 소리 나는 방향을 알 수 있으며, 낯익은 목소리를 구분한다. 특히 음악 소리를 좋아한다.

청각장애가 의심될 때는 3~4세 때 진찰을 받아보아야 한다. 또 언어장애가 의심될 때도 이 시기에 진찰을 받도록 한다. 신경계는 4세 이전에 80%가 이루어지며, 90% 정도 성장하는 시기는 5~6세 때이다.

# Q11 잠을 어떻게 재워야 좋은가요?

**A** 《동의보감》에서는 "밤에 잘 때 갓난아기가 어머니의 팔을 베게 하지 말고 반드시 콩을 넣은 주머니 1~2개를 만들어서 베게 하고, 늘 어머니의 왼쪽 또는 오른쪽 옆에 가까이 눕혀두며, 머리와 얼굴을 내놓고 이불을 덮어주어야 한다. 늘 한 방향으로만 눕히면 놀라는 병이 생길 수 있으므로 수시로 돌려 눕혀야 한다"라고 했다.

참고로 신생아는 젖 먹을 때나 대소변 볼 때를 제외하고는 거의 잠을 잔다. 생후 수개월까지 18~20시간을 잠자며, 잠의 50~70%가 렘수면이라는 얕은 잠이다. 즉 몸은 자고 있지만 뇌는 깨어 있는 상태이므로 가벼운 외부 자극에도 곧잘 깨어 운다. 2~3개월 무렵이면 밤에는 푹 자고 낮에 깨어 있는 시간이 길어진다. 6개월이 되면 16~18시간을 자고, 1세 때쯤이면 14~16시간 수면을 취한다. 대소변을 볼 때도 계속 잠들어 있는 경우는 일단 질병이 있는 것으로 판단하여 진찰해볼 필요가 있다.

# Q12 옛날에는 아기 옷을 어떻게 입혔나요?

**A** 《동의보감》에서는 "갓난아기의 피부는 단단하지 못하므로 두꺼운 옷으로 너무 덥게 해주면 피부와 혈맥이 상해서 헌 데가 생길 수 있다"라고 했다. 또 "추운 날씨에는 부모들이 늘 입던 옷으로 의복을 만들어 입히되 새 솜과 새 비단을 쓰지 말아야 한다. 헌 것으로 옷을 만들어 입히라고 한 것은 지나치게 덥게 하면 뼈와 힘줄이 연약해져서 병에 쉽게 걸리기 때문이다. 70~80세 노인이 입던 헌 바지나 헌 저고리를 뜯어서 아이들의 의복을 해 입히면 진기가 전해져서 아이가 오래 살 수 있다. 잘산다고 하여 새 모시나 비단 같은 것으로 아이의 옷을 만들어 입히지 말아야 한다. 이렇게 하지 않으면 병이 생길 뿐만 아니라 복을 적게 받을 수 있다"라고 했다.

이 방법은 아토피 피부를 예방하는 온고지신의 지혜 중 하나이다.

# Q13 '도리도리' 등의 옛 놀이는 아기에게 유익한가요?

**A** '도리도리'의 '도리'는 머리를 뜻하는 옛말이며, 아기의 근육을 발달시키고 혈액순환을 활발하게 해주는 지혜로운 훈련이다. '짝짜꿍'은 눈과 손을 일치시키는 수준 높은 훈련이고, '곤지곤지'의 '곤지'는 손을 뜻하는 옛말로 신체조절 훈련이며, '잼잼'은 신체의 가장 말단을 훈련시키는 놀이이다.

‘질라래비훨훨’ 하면 새가 날 듯이 훨훨 양팔을 휘젓게 해서 중심 잡는 훈련을 시키고, ‘불무불무’ 놀이를 통해 다리 힘을 기르며, ‘따로따로’ 나 ‘고네고네’ 놀이를 통해 서는 훈련을 시킨다. ‘까꿍’은 아기의 인지능력을 키우고 집중력을 기르는 훈련이면서 신뢰를 통한 홀로서기의 훈련이라 할 수 있다.

# Q14 보행기는 언제부터 태우는 것이 좋은가요?

**A** 《동의보감》에서는 "요즘 사람들은 어린이를 안아주기만 하고 땅 기운을 받지 않게 해서 힘줄과 뼈가 약해져 쉽게 병이 나게 한다. 이것은 오히려 아이를 사랑하고 보호하는 것이 아니다"라고 했다. 그렇다고 보행기를 너무 일찍 태우면 아기의 신체·정신 발육에 좋지 않다.

미국의 조사에 의하면, 보행기를 태우지 않고 키운 아기 그룹과 하루 평균 2시간 30분씩 보행기에 앉혀 키운 아기 그룹을 비교해본 결과 보행기를 타지 않은 아기들은 평균적으로 생후 5개월에 앉고, 8개월에 기고, 10개월에 걷기 시작한 데 반해 보행기를 탄 아기들은 6개월에 앉고, 9개월에 기고, 12개월에 걷기 시작했다고 한다.

또 정신능력 측정 결과 역시 보행기를 타지 않은 아기들은 평균 123점, 보행기를 타고 자란 아기들은 113점이었다고 한다. 그래서 미국 소아과 학회에서는 아예 보행기 사용을 금지하라고 권하고 있다. 그래도 보행기를 사용하려고 할 때는 생후 6~8개월에 시작하도록 한다.

# Q15 일광욕이나 외기욕은 어떻게 하는 것이 좋은가요?

**A** 《동의보감》에서는 "날씨가 따뜻할 때 갓난아기를 안고 나가서 자주 바깥바람과 햇볕을 쪼여주면 기혈이 든든해져서 바람과 추위를 잘 견딜 수 있으며, 병에 걸리지 않게 된다"라고 했다.

일광욕과 외기욕은 아기의 뼈를 튼튼히 해주고, 각 기관의 점막을 단련시켜 감기를 예방하고 혈액순환도 잘 되게 하며, 식욕을 늘리고 잠도 잘 자게 해준다. 하루 2~3번, 1회에 20분 정도 아기를 안거나 유모차에 태워 바깥으로 나가 신선한 공기를 마시게 한다. 여름이 아니면 오전 10시가 지나서 따뜻할 때가 좋으며, 여름에는 오전 10시 이전이 좋다.

그러나 《동의보감》에서는 "갓 나서 3~5개월까지는 이불에 싸서 눕혀 두고 머리를 세워 안고 밖으로 나가지 말아야 한다"라고 했다.

# Q16 베이비 마사지는 어떤 효과가 있나요?

**A** 베이비 마사지를 자주 해주면 정서적 안정을 돕는 세로토닌 호르몬의 분비가 많아지며, 신진대사가 활발해져 소화와 배설이 촉진되고, 순환기와 호흡기의 기능이 향상되며, 성장을 돕는다. 면역기능이 강화되고, 자는 시간과 깨어 있는 시간이 분명해지며, 스트레스 대응능력이 높아져 아기의 불만 해소에도 도움이 된다.

참고로 생후 2개월부터 얼굴, 팔, 다리, 등허리 등을 어루만져줄 정도의 마사지를 해주는데, 아기가 붙잡고 서 있거나 붙잡은 채 걸을 수 있을 때는 다리를 더 강화시키기 위해 다리와 발도 꼼꼼히 마사지해주는 것이 좋다.

수유 후 30분이나 목욕하고 나서 30~60분 후에 창가에서 햇볕을 쬐며 마사지해주면 좋다. 두툼한 타월에 눕히고 식물성 천연 성분 추출 오일을 따뜻하게 해서 바른 후 노래를 불러주거나 말을 건네며, 눈과 입에 오일이 들어가지 않도록 주의하면서 10~15분 정도 마사지해준다. 손은 청결하게 하고, 손톱도 짧게 깎고 반지는 뺀다.

단, 아기가 아플 때나 억지로 잠에서 깼을 때는 피한다. 예방접종을 하고 48시간 이내 또는 피부 트러블이 있을 때도 피한다.

# Q17 구강과 치아 관리는 어떻게 해주면 좋은가요?

**A** 6개월까지는 끓여서 식힌 물이나 액상 세정제에 소독한 거즈를 적신 후 앞쪽 잇몸을 마사지한 다음 안쪽 잇몸을 닦아주고 혀도 같이 닦아준다. 1일 1회, 30초 이내면 된다. 이후 10개월까지는 위와 같이 닦아준 다음 핑거 칫솔을 손가락에 끼우고 액상 세정액을 묻혀 이를 닦는다. 1일 2회, 1회 1분 정도면 된다.

10개월 이후에는 치약을 아주 조금 칫솔에 짜서 잇몸과 이를 닦은 후 칫솔을 물에 헹궈 입 속에 남아 있는 치약을 서너 번 반복하여 닦아낸다. 1일 4회, 1회 1~2분 정도 한다. 돌 이후에는 1일 4회, 1회 3분 정도 양치

시키되 혼자 닦는 연습을 꾸준히 시킨다.

# Q18 태질(胎疾)이란 어떤 병인가요?

**A** 태질은 출생 때 이미 나타났거나 또는 생후 1개월 이내에 주로 발병하며, 늦어도 생후 1년 이내에 발현되는 질환을 말한다. 태질은 흔히 부모가 달고 기름진 음식을 함부로 먹었거나, 자주 화를 냈거나, 음욕에 빠졌거나, 어떤 나쁜 질병을 앓았거나 해서 화독(火毒)이 쌓인 것이 태중의 아기에게 전해져 생긴 것으로 보고 있다.

피부가 얇고 모발이 자라지 않으며, 몸이 여위고 근육과 뼈가 단단치 못하다. 대천문이 닫히지 않는다. 또 잘 놀라고 잘 울며 보챈다. 번열하고 먹자마자 토하며, 잠을 이루지 못하고 초조·불안해하며, 어떤 소리를 들으면 경련을 일으키는 경우도 생긴다.

또한 피부 트러블을 동반하기도 한다. 여기저기 잘 헐고, 전신에 수포가 생기며 터지면 진물이 흐르기도 한다. 호흡장애와 함께 흉부가 함몰되거나, 귀 밑 경항부에 염주가 이어진 것처럼 응어리가 생긴다. 또 오한과 발열을 곧잘 동반한다. 이외에도 아랫배가 단단하게 뭉치면서 아픈 경우가 있고, 호흡이 촉급하고 가래기침이 빠르게 진행되는 경우도 있으며 그 증상이 다양하다.

# Q19 아기가 울지 않는 것도 병인가요?

A '부제증'이란 신생아가 태어나서 점점 호흡이 약해지고 울음을 울지 못하는 병증을 말한다. 다시 말해 출생 후 폐호흡의 과정이 원활하지 못한 것을 '부제증'이라 한다.

미숙아들은 5~10초간 지속되는 무호흡기와 빠른 호흡기가 교대해서 나타나는 주기적 호흡이 만삭아보다 현저하게 나타난다. 늑골이 연하고 늑간 근육이나 횡격막의 힘이 약하여 흡식 때 흉곽 내 음압에 의해 가슴벽이 빨려 들어가 가슴이 작아져서 폐포가 확장하는 데 도움이 안 되기 때문에 울음을 울지 못한다. 난산일 때도 태아의 저산소증을 유발하여 아기가 울지 못할 수 있다.

참고로 울음으로 아기의 상황을 알 수 있다. 배가 고플 때 울음은 숨을 한 번 크게 쉬었다가 잠깐 사이를 두는 식으로 스타카토식의 리듬을 갖는다. 성질 날 때 울음은 배가 고플 때 울음과 비슷하지만 소리가 더 크고 강렬하며 약간은 신경질적이다. 고통의 울음은 갑자기 넘어갈 듯 울다가 중간에 숨을 멈추는 등 변화가 있다. 백일 전후해서 '콜릭(colic)'이라고 하여 무엇에 찔린 듯 몹시 자지러지게 우는 경우가 있다.

# Q20 기저귀는 어떻게 갈아줘야 하나요?

A ① 기저귀 가는 전용 매트에 아기를 누이고 ② 옷깃에 변이 묻지 않

게 옷을 위로 말아 올려 고정시키고 ③ 티슈나 물휴지로 변을 닦고 기저귀를 뺀 후 ④ 거즈로 잘 닦고, 마를 때까지 다리를 잡고 폈다 굽혔다 하면서 잠시 놀아준다.

⑤ 아기의 엉덩이 밑으로 손을 넣어 허리를 받치면서 엉덩이를 들어올려 ⑥ 엉덩이가 기저귀의 중앙보다 약간 앞쪽에 오게 하면서 ⑦ 배꼽이 가려지지 않게 기저귀 끝을 맞추고 ⑧ 등에는 틈을 주지 말고 배에는 손이 들어갈 만큼의 여유를 주면서 기저귀를 채운다. 남아는 고추가 아래로 향하게 해서 기저귀를 채운다.

# Q21 아기를 목욕시킬 때 어떻게 하면 좋아요?

**A** 아기를 목욕시키기에 적절한 방 안 온도는 24℃ 전후이며, 목욕물은 38~40℃가 좋다. 왼쪽 손목으로 아기의 목을 받치면서 아기의 귀에 물이 들어가지 않게 왼손의 손가락으로 귀를 조금 위로 눌러 올리고, 오른손으로 사타구니를 받쳐준다.

물에 넣을 때는 발가벗긴 채 넣지 말고 거즈나 타월로 싸서 넣어 놀라지 않게 한다. 발부터 천천히 물 속에 넣는다. 생후 1개월 이내는 비누를 사용하지 않는다. 5~10분 정도로 빨리 마친다.

목욕 후 물에서 꺼낼 때 아기를 흔들면서 물기를 털지 않도록 한다. 타월 위에 눕혀 재빨리 감싸주고 몸을 잘 닦아준다. 대천문 주위는 누르지 말고 신중하게 슬쩍 닦아준다. 한 손으로 머리를 살짝 눌러 움직이지 못하게 한 후 면봉으로 귀 속 주변을 굴려 물기를 없애준다. 코, 눈, 입 속도 깨끗하게 닦는다.

단, 37.5℃ 이상 열이 있고 기침, 콧물 등이 있을 때는 전신욕을 시키지 말고 따뜻한 타월로 닦아준다. 습진이 있거나 수유 후 30분 이내에는 목욕시키지 않는다.

# Q22 아이의 수명을 미리 알 수 있나요?

**A** 《동의보감》에서는 "대체로 3세 위에서 10세 아래의 어린이는 성품과 기질이 좋은가 나쁜가를 보고 명이 길고 짧은 것을 알 수 있다"라고 했다. 예를 들면 다음과 같다.

어렸을 때 지나치게 총명하고 민첩하면 흔히 명이 짧다. 울음소리가 끊어졌다 다시 급하게 우는 아이는 오래 살지 못한다. 울음소리가 산만하고 잦아들며, 땀을 흘리지 않고 머리뼈가 굳지 않으며, 소변이 엉겨 기름 같고 늘 손발을 떨며 머리카락이 성글게 나면 오래 살지 못한다. 배꼽이 작고 온몸이 연약하여 마치 뼈가 없는 것 같으면 오래 살지 못한다.

일찍이 앉고 일찍이 걸으며, 일찍이 이가 나고 일찍이 말하면 온전한 사람이 못 된다. 갓 나서 뒷머리 뼈가 온전하지 못한 경우, 꽁무니 뼈가 온전하지 못한 경우, 손바닥 뼈가 온전하지 못한 경우, 발뒤축 뼈가 온전하지 못한 경우, 다리 뼈가 온전하지 못한 경우, 그리고 허벅다리에 살이 없으면 오래 살지 못한다. 또 음경이 일어서지 못하는 아이나 음낭이 흰

아이, 너무 붉은 아이도 오래 살지 못한다.

# Q23 맥박이 어느 정도여야 정상인가요?

**A** 출생할 때의 맥박은 1분에 130~140회에 달하며 울거나 젖을 먹을 경우 20~30회 이상 증가할 수 있다. 심첨박동은 왼쪽 제4늑간에서 쇄골 중앙선 또는 약간 바깥쪽에서 만져서 알 수 있다.

《동의보감》에서는 "어린이의 맥이 한 번 숨쉬는 동안에 예닐곱 번 뛰는 것은 정상이고, 8~9번 뛰는 것은 열이 있는 것이며, 5번 뛰는 것은 속이 냉한 것"이라고 했다.

또 "맥이 탱탱하고 급한 것은 기가 고르지 못한 것이며, 가라앉고 완만한 것은 음식에 상한 것이고, 촉급한 것은 허하여 놀란 것이며, 들떠 있는 것은 풍증이고, 가라앉아 있고 가는 것은 냉증이며, 가볍고 세게 뛰면서 늘어진 것은 풍에 상한 것이고, 맥이 크게 뛰면서 오그라드는 것은 찬 데 상한 것이다. 맥이 빠른 것은 열이 있는 것이고, 느린 것은 찬 기운이 있는 것이다"라고 했다.

# Q24 아이의 손가락을 보고 건강을 알아볼 수 있나요?

**A** 갓 태어나서부터 6개월까지는 이마의 맥을 보고, 1세에서 5~6세까

지는 3관의 맥을 본다. 3관이라는 것은 남자는 왼손, 여자는 오른손의 집게손가락 안에 나타나는 실 같은 핏줄을 보는 것이다.

손바닥에서부터 첫째 마디는 '풍관'이라고 하는데, 핏줄이 없으면 병이 없고 핏줄이 보이면 병이 경하다. 둘째 마디는 '기관'이라고 하는데, 핏줄이 보이면 병이 중하지만 치료할 수 있다. 셋째 마디는 '명관'이라고 하는데 핏줄이 보이면 병이 심하여 10명에 9명은 죽는다. 만일 핏줄이 3관을 곧바로 지나가면서 검푸른 빛이면 죽을 수도 있다.

세 마디에 자줏빛이 나타나면 풍기에 손상된 것이고, 붉은빛이 나타나면 감기이며, 푸른빛이 나타나면 경기이고, 검은빛이 나타나면 놀란 병이다.

# Q25 아이의 얼굴만 보고도 병을 짐작할 수 있나요?

**A** 왼쪽 뺨은 간장에 속하고, 오른쪽 뺨은 폐장에 속하며, 이마는 심장에 속하고, 턱은 신장에 속하며, 코끝은 비장에 속한다. 대체로 이 다섯 군데가 붉은 것은 모두 열이 있다는 것이고, 담백한 것은 모두 허한 것이다.

이마가 붉으면 열이 심한 것이고, 푸르면 간풍(肝風)이다. 인당(양 눈썹 사이)이 푸르면 사람에 놀란 것이고, 붉고 흰 것은 물과 불에 놀란 것이며, 붉은 것은 담열(痰熱)이다. 인당에서 코끝까지 붉은 것은 삼초(三焦)에 열이 쌓인 것이고, 인당에서 콧등까지 붉은 것은 심장과 소장에 열이 있는 것이다.

　또 입술이 붉은 것은 갈증이고, 회충이 명치끝을 자극하면 입술이 반드시 뒤집힌다. 인중이 검으면 설사로 죽을 수 있으며, 붉으면 열과 담이 막힌 것이고, 푸르면 경풍(驚風)이며, 검은빛이 나타나면서 아픈 것은 놀란 병증이고, 누른빛이면 음식에 상하여 구토하거나 설사한다.

# Baby Medical

# 신경계 질환과 혈관계 질환

# 주의력 결핍 과잉 운동장애

‘주의력 결핍 과잉 운동장애’ 는 두 가지 특징을 지니고 있다. 첫째는 주의력 결핍이고, 둘째는 과잉 행동이다. 즉 주의집중을 못 하고, 부산하여 가만히 있지 못한다. 이외에 지각운동 장애, 감정적 불안정, 운동조화 장애, 충동성 사고와 행동, 기억과 사고장애 등이 나타난다. 또 학습장애나 다른 특수 발달장애를 겸하는 경우가 많으며, 고집이 세고 불안정한 경우가 많다. 차차 부정적 자아 개념이 생기고 적대적·공격적이 되어간다. 주의력 결핍은 특히 핵심적 증상이다.

이미 영아 때부터 지나치게 민감하며 쉽게 동요되는 경향을 보인다. 발병 시기는 보통 3세이며, 취학할 때까지는 진단을 내리지 않는다. 여아보다 남아에게 6~8배 더 많이 나타난다.

특히 첫 번째로 태어난 남자아이에게서 많이 보인다. 대개 유전적 요인이 있다. 환자의 20~30%에서 그 부모를 비롯해 가계에 이와 유사한 증상이 있었다는 것이다. 물론 출생 전후에 미세한 뇌손상을 입었거나, 어떤 중요한 시기에 고열, 감염, 독성 물질 등으로 뇌손상을 입은 경우에도 올 수 있다. 혹은 노르에피네피린이나, 이의 전구물질인 도파, 혹은 도파민 결핍 또는 성숙 지연이 원인이라는 가정도 있다.

경과 및 예후는 다양하다. 사춘기 때 호전되기도 하고, 10~20%는 성인까지 지속되기도 한다. 특히 주의력 감퇴와 충동조절 장애는 오래 지속되는 경우가 많다. 증상이 지속될 때 반사회적 인격장애 등이 나타나기 쉽고, 18세 이후에도 계속되는 경우에는 대개 2차성 우울증이 나타나고 사회생활에 지장이 있다.

치료는 환자와 가족에 대해 지지적 치료가 필요하며, 환경도 조정해주어야 한다. 통밀, 대추, 감초를 끓여 평소에 차처럼 자주 마시게 하고, '사심도담탕' 같은 처방을 보조로 쓸 수 있다.

- **■ 처방** : 목통 · 생지황 · 황련 · 생감초 각각 4~6g.
- **■ 제조 · 복용법** : 등심 한 줌을 함께 넣은 후 물 500cc로 끓여 반으로 줄어들면 하루 동안 나누어 먹이거나, 나이 든 소아의 경우에는 1일 2첩 양을 먹인다.

# 02

# 소아 불안증

소아 불안증은 불안·초조하고 걸핏하면 화를 잘 내는 증상뿐 아니라, 불면으로 대낮에는 멍하고 주의력이 떨어지며, 눈이 충혈되고 양 뺨에 열기가 달아오르며 입이 마르고, 가슴이 답답하며 권태롭고 피로해한다. 손톱을 잘 깨물며, 입맛도 없고 소화불량도 자주 온다.

조숙해 보이며 완벽주의이고, 타인의 인정에 대해 민감한 편이며, 고통을 과장하여 표현하는 경향이 있다. 또 학교공포증 등이 동반되기도 한다. 특히 여아는 사춘기 이후에 불안장애와 함께 전환장애가 올 수 있다. 사지마비나 히스테리성 경련 외에 히스테리성으로 말을 못 하거나 듣지 못하거나 잘 보지 못하는 증상이 있을 수 있다.

대체로 상류 이상의 핵가족에서 첫째로 태어난 아이에게 많이 나타나

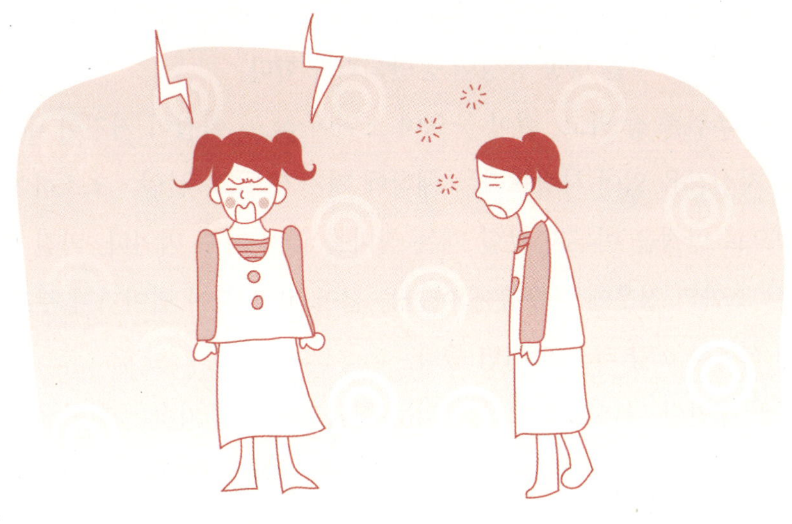

며, 가족의 과잉 기대를 받아 자신의 성취도와 다른 사람으로부터 인정받는 것에 민감해져 있다. 특히 학교 성적에 관심이 많은 어린이에게서 잘 나타난다. 물론 가족력을 무시할 수 없다.

이런 아이는 지적 기능이 높고, 어머니의 보살핌을 잘 받은 과거가 있으며, 대인관계를 맺고자 하는 욕구가 있으므로 대체로 예후가 좋은 편이지만, 계속 다른 스트레스가 많으면 예후가 나빠지고 성인이 되어 범불안장애에 빠질 수도 있다.

범불안장애란 불안한 느낌이 광범위하게 지속되는 상태로 왜 그런 불안이 오는지 그 근거를 찾기 어려운 부동성 불안이 특징이다. 이 상태가 되면 수면 뇌파에서 수면 중단이 빈번하고 REM 수면이 감소하며, 매사를 걱정하여 불안해하고, 우유부단하여 사소한 일도 지나치게 염려한다.

그 결과 주의산만, 집중 곤란, 초조감, 불면증 등이 온다. 우울도 흔히 동반된다. 틱(tic) 같은 행동 증상이 동반되기도 한다.

특히 추위를 잘 타고, 변이 묽으며 소변이 잦고, 아집이 커지며 내면적으로 자신감을 잃어 사랑보다는 애착에 빠지기 쉽고, 불안·초조하여 정서적으로 안정을 이루지 못할 때는 참마를 끓여 자주 먹인다. 약간 나이가 든 소아의 경우에는 우유에 마늘을 갈아 넣고 끓여 먹이거나 부추 생즙에 식초를 소량 타서 먹이면 좋다.

한편 불안한 나머지 광기를 부리듯 화를 내며, 그 치솟는 화를 삭이지 못해 호흡이 막히고, 심하면 온몸이 경련과 강직을 일으키며, 머리가 아파오고 눈이 벌겋게 충혈될 때는 죽순을 요리하여 자주 먹인다.

그밖에 멸치는 신경전달을 원활하게 해주어 신경을 안정시키므로 좋고, 양파는 유화아릴 성분을 함유하고 있어 비타민 $B_1$의 흡수를 촉진시켜 신경을 안정시키므로 좋다.

# 우울증

소아 우울증은 성인의 우울증과는 달리 분노발작, 유뇨증, 대변 가리지 못하는 증상(누분증) 및 신체 증상이 추가된다. 또 성인우울증과 달라서 '가면우울증'으로 나타난다. 다시 말해서 우울 증상이 다른 모습으로 나타나는 것이다. 예를 들어 상실이나 이별에 대한 불안을 일으켜 학교거절증, 무단결석, 애착행동, 행동 과잉, 분노발작 등을 보일 수 있다. 사춘기 때는 반사회적 행동, 가출, 사고 유발, 알코올 남용, 약물 남용, 성적 문란 등이 나타난다. 이들은 모두 우울한 기분을 감추기 위한 가면우울이다.

어린이나 청소년의 경우 1년 동안 대부분 우울한 날이 많거나 자극받기 쉬운 기분이 많을 때 이를 감정부전 장애라고 부르며, 나중에 주요 우울증이나 양극성 장애(조증과 우울증이 교대로 나타나는 것)로 되는 경우가 많다. 우울하며 자신감을 잃고 의욕이 없으며, 기억력이 떨어지고 주의집중력이 감소한다. 피곤해하며 혼자 있고 싶어하고, 심해지면 고개를 숙이고 몸을 구부리며 얼굴에 표정이 없거나 아래만 내려다본다.

또 신체 증상도 현저하게 나타난다. 예를 들면 체중이 감소하고 식욕이 떨어지며, 소화가 안 되고 가슴이 답답하다고 하며, 머리가 아파하고 근육의 힘이 감퇴된다. 이런 증상은 아침에 일어났을 때 가장 심하고 오후가 되어 해가 저물어가면서 덜해진다. 사고 진행에 억제가 나타나 말이 느려지고 대답도 간단해지며, 대개 단음절이고 목소리가 낮다. 행동도 느려진다.

치료는 항우울제를 쓰면서 소아와 가족의 정신치료를 겸하며, 자살기도나 약물

남용 우려 등의 이유로 입원하여 치료하는 것이 적절하다고 한다.

한방 처방으로는 다음과 같은 것을 보조로 쓸 수 있다.

'시호소간산가미'는 기울(氣鬱)로 입술과 입 안이 마르며 마른기침도 있고 윗배나 늑골 밑에 통증이 있을 때 쓰는 처방이다.

- ■**처방** : 시호 · 진피 각각 8g, 천궁 · 백작약 · 지각 · 향부자 각각 6g, 감초 2g.
- ■**제조 · 복용법** : 물 300cc로 끓여 반으로 줄인 후 나이에 맞추어 양을 조절하면서 하루 동안 여러 차례 나누어 먹인다.

'가미온담탕'은 우울하고 꿈이 많으며, 심장이 두근거리고 매사에 잘 놀라며, 명치 밑이 답답하고 어지러울 때 쓰는 처방이다.

- ■**처방** : 향부자 10g, 귤피 5g, 반하 · 지실 · 죽여 각각 3.2g, 인삼 · 복령 · 시호 · 맥문동 · 길경 각각 2.4g, 감초 1.6g, 생강 3쪽, 대추 2개.
- ■**제조 · 복용법** : 물 300cc로 끓여 반으로 줄인 후 나이에 맞추어 양을 조절하면서 하루 동안 여러 차례 나누어 먹인다.

# 03

# 틱장애

'틱'이란 뚜렷한 목적 없이 갑작스럽게 불수의적·연속적으로 빠르게 움직이는 연속적 운동장애를 말한다. 초기 증상은 2~10세에 시작되며 대부분 14세 전에 시작된다.

초기 발병 전 단계에서부터 여러 행동장애들, 예를 들어 과민성, 주의력 결핍, 좌절에 인내하는 능력 부족, 공격성, 충동성 등이 있다가 비로소 첫 증상이 나타난다.

증상은 괜히 눈을 깜빡이며 괜히 목을 흔들고 안면근육을 씰룩거리는 것으로 시작하다가, 수년에 걸쳐 몸통·팔·다리에, 그리고 음성 틱의 복합적 틱이 나타난다.

또 펄쩍펄쩍 뛰거나 발을 구른다든가 코를 킁킁거리며, 혹은 괜히 헛기침을 자주 하거나, '악' 또는 '윽' 등의 비명소리를 내거나 마치 동물이 짓는 것 같은 소리를 내기도 하고, 의미 없는 낱말이나 여러 마디의 말을 반복하기도 한다.

괜히 공격적 내용과 성적 내용의 욕설을 내뱉기도 한다. 이것을 '외화증'이라고 하는데, 전체 환자의 3분의 1에서 나타난다. 혹은 다른 사람의 말을 따라 반복적으로 흉내 내기도 하고, 자신이 말한 것을 그대로 반복하는 경우도 있다.

틱장애에는 여러 유형이 있다. '일과성 틱장애', '만성 운동 또는 음성 틱장애', '투렛(Tourette)장애' 등이다. 이 중 투렛장애는 다양한 운동 틱과 하나 또는 하나 이상의 음성 틱이 1년 이상 지속되는 장애이다. 다른 정신 질환, 특히 주의력 결핍 과잉 운동장애, 강박장애가 동반되는 경우가 많다. 즉 투렛 환자의 반 정도에서 주의산만, 과잉 운동 및 충동적인 행동이 나타나며, 강박 증세는 투렛 환자의 31~68%에서 나타난다.

틱의 예후는 만성적이며 평생 나타나기도 한다. 대개 한때 호전됐다가 악화되는 것을 반복한다. 한 부위의 틱이 심했다 덜해지면 다른 부위의 틱이 새로 나타나거나 악화되는 형태로 계속 반복된다.

치료는 가족상담, 행동치료(특히 habit reversal treatment), 약물치료를 한다. 한방 처방으로 여러 가지가 제시되고 있지만 한의학술대회에서 발표된 논문에 의하면 '가미온담탕'이 효과가 있는 것으로 알려져 있다. 여기서는 '보심온담탕'을 소개한다.

■ **처방** : 백복령 12g, 반하(생강즙에 담갔다 말린 것) · 진피 · 인삼 · 황

기 · 산약 · 당귀 · 용안육 · 산조인(볶은 것) 각각 4g, 맥문동 · 죽여 · 치자(볶은 것) · 감초 각각 1.5g, 생강 3쪽, 대추 2개.

- ■ **제조 · 복용법** : 물 300cc로 끓여 반으로 줄인 후 나이에 맞추어 양을 조절하면서 하루 동안 여러 차례 나누어 먹인다.

# 04

# 안면신경 마비

안면신경 마비를 한의학에서는 '구안와사' 라고 한다. 안면신경 마비가 오려고 하면 유양돌기(귓바퀴 뒤에 있는 엄지손톱 크기의 둥근 뼈) 주위를 중심으로 한 뒷머리 쪽이 뻐근하게 아파온다. 그러다가 안면신경 마비가 일단 오면 이마 주름살이 없어지며, 토끼눈처럼 되어 눈을 완전히 감지 못한다.

마비된 쪽 입술이 벌어져 처지고 마비 안 된 건강한 쪽 입술이 마비된 쪽으로 당겨진다. 마비된 쪽의 비순구(콧방울 옆에서 입술 바깥쪽으로 깊게 파인 주름)가 소실되거나 얕아진다. 음식물을 씹으면 마비된 쪽 뺨 안에 모여 고여 입 밖으로 흘러나오고, 휘파람을 불 수 없게 된다.

특히 안면신경 마비 환자의 대다수가 벨씨마비(Bell's Palsy)인데, 이 경우에는 무리하게 눈을 감으려고 하면 눈동자가 위쪽으로 회전한다. 안면신경 마비 환자의 0.5%는 럼세이-헌트 증후군(Ramsay-Hunt Syndrome)에 의한 것이며, 이 경우에는 발진과 동통이 안면신경 마비와 함께 나타난다.

중이염, 외상, 종양, 대상포진 등에 의해 올 수 있으나, 원인이 뚜렷하지 않은 특발성 안면신경 마비도 있다. 한의학적 유형으로는 풍한성, 풍열성, 풍습성이 있다.

풍한성의 경우는 마비된 쪽 안면에 긴장감과 동통이 있으면서 피부가 두꺼우며 딱딱한 느낌을 갖게 된다. 풍열성의 경우는 마비된 쪽 안면근육이 이완되어 축 처지고 피부에 열감이 느껴진다. 풍습성의 경우는 마비된 쪽의 안면이 부어오른 듯하고 눈꺼풀이 붓기까지 한다.

안면신경 마비가 오면 안면을 자주 문지르면서 스팀타월로 안면을 따뜻하게 해준다. 또 안면근육 운동을 한다. 예를 들어 이마에 주름살을 만들어보고, 눈을 꼭 감았다가 빨리 뜨기도 하며, '아에이오우' 같은 소리를 될수록 입을 크게 벌리고 자꾸 반복해본다. 휘파람도 자꾸 불어보고, 혀로 입 안 구석구석을 핥듯이 자주 놀리도록 한다.

침 치료가 효과적이므로 초기에 침 치료를 받도록 한다. 초기에 치료할수록 치료기간은 짧아지고 거의 완벽하게 회복될 수 있다. 가장 빈발하는 풍한성 유형에는 '갈근해기탕' 이 좋다.

■ **처방** : 갈근 8g, 승마 · 진교 · 형개 · 적작약 각각 4g, 소엽 · 백지 각각 3g, 감초 2g, 생강 3쪽.

■**제조·복용법** : 위의 약재를 한 첩 분량으로 하여, 물 300~500cc로 끓여 나이에 맞추어 양을 조절하면서 1회 혹은 2~3회 나누어 복용한다. 1일 1첩 혹은 2첩 양을 복용한다.

# 05

# 간질

간질은 가족력 등 선천적 요인이 크다. 후천적으로는 뇌의 어떤 질환이나 여러 가지 전신 질환 등 다양한 원인을 들 수 있다. 그렇지만 약 30%에서는 뚜렷한 원인을 찾을 수 없다.

간질은 열성 경기나 경증(痙症), 경풍(驚風)과 유사하다. 그러나 이들은 어린 나이에 잘 나타나는 것과 달리 간질은 연령과 무관하게 나타난다. 발작시간이 이들 질환보다 길고, 발작이 주로 전신성으로 나타나는 이들 질환과 달리 간질은 발작이 전신성으로 나타나기도 하지만 국소성으로 나타나기도 한다.

또한 간질은 체온 상승 후 잘 나타나는 이들 질환과 달리 체온 상승 후는 물론이고 언제라도 일어날 수 있으며, 뇌파에 간질파가 나타날 수도

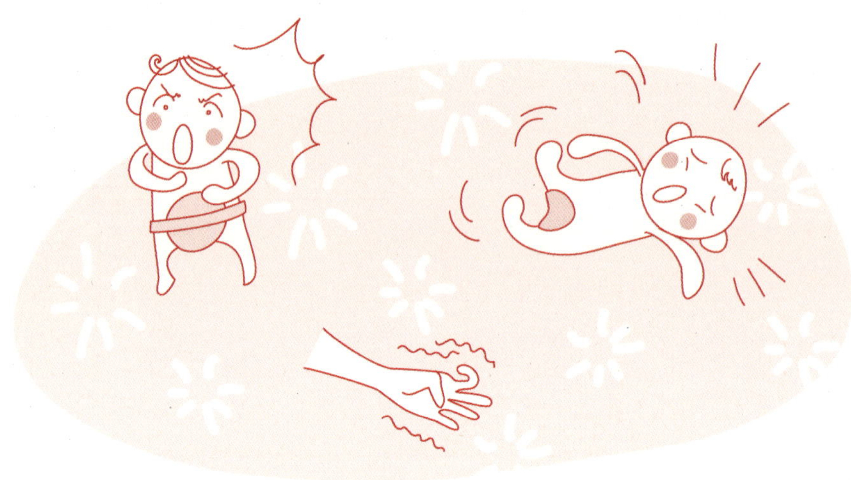

있다. 빈도는 1년에 1~4회 나타나는 이들 질환과 달리 매일 나타날 수도 있는 등 일정하지 않다.

그러나 《동의보감》에서는 '경풍'이 3번 발작하면 간질이 된다고 했다. 이들 질환이 간질로 이행될 수 있는 위험인자는 1세 이하에 경련이 시작되었을 때, 발작 전에 신경학적 혹은 발육이상이 있었던 아이, 복합 열성 경련인 경우, 가족 중에 간질 환자가 있을 때 등이다.

한의학에서는 간질을 경간(驚癎), 풍간(風癎), 식간(食癎)의 3가지 증세로 구별하여 치료한다. '경간'은 놀라서 발작하는 것인데, 울면서 소리를 지르고 정신이 어리둥절해진다. '풍간'은 풍기의 침범으로 생기며, 먼저 물건을 세는 것처럼 손가락을 꼽다가 발작한다. '식간'은 젖이나 음식을 먹을 때 놀라서 생기며, 체하여 뱃속에 응어리가 뭉치고, 혹 대변에서 쉰 냄새가 난다.

또 한의학에서는 간질을 음양(陰陽)의 두 가지 증세로 구별하여 치료한다. '양간'은 처음 발작할 때 몸에 열이 있고 경련이 일어나면서 울며 소리를 지른다. 치료하기 쉽다. 반면에 '음간'은 처음 발작할 때 몸에 열이 없고 손발이 차며, 경련이 일어나지 않고 울거나 소리를 지르지 않는다. 치료하기 어렵다.

아무튼 경련이 있을 때는 우선 기도를 확보하여 호흡에 지장이 없도록 해야 한다. 부드러운 마우스 거즈나 플라스틱으로 만든 튜브를 입에 물린다. 또 환자를 옆으로 눕힌 채 분비물이 많을 때는 석션으로 흡입하고, 저산소증이 있으면 산소를 흡입한다. 저산소증이 없으면 경련을 즉시 멈출 필요는 없다.

그러나 원인 여하를 막론하고 경련이 지속될 때는 진경제를 써서 경련을 멈춘다. 특히 간질이 처음 시작될 때는 귀 뒤의 도드러진 뼈 부위에 반드시 선과 같은 푸른 무늬가 뒤섞여 나타나는데, 이때는 빨리 손톱으로 터뜨려 피가 나오게 하고 소리 내어 울게 하면 기가 더 잘 통해서 쉽게 나을 수 있다.

# 소아 간질의 여러 유형

첫째, '신생아 발작'은 출생 직후부터 수주 이내에 발생하는 것으로 특정한 발작 형태가 없이 매우 다양하게 증상이 나타난다.

둘째, '유아경축'은 생후 4개월부터 12개월 사이에 발작하는 '근간대성 발작'이다. 마치 소스라치게 깜짝 놀라는 것처럼, 빠른 근육수축이 전신이나 사지에 대칭적으로 나타난다. 때로 강직성 발작 및 비정상 뇌파, 혹은 정신지체까지 동반하는 경우도 있으며, 다른 난치성 간질로 이행되는 경우가 많다.

셋째, '열성 경련'은 생후 6개월에서 3세 사이에 고열로 전신 경련을 일으켰다가 열이 내리면 곧 정상으로 회복되는 경우를 말한다. 유전적인 경향이 강하며, 특별한 뇌손상이 없는 한 3세 이후에는 나타나지 않는다.

넷째, '소아기 결신간질'은 4세 이후에 많이 발생한다. 종래의 '소발작'에 해당되는 것으로, 잠시 다른 생각을 하거나 하던 일을 의도적으로 잠시 멈춘 것같이 깜빡했다가 곧 회복된다. 사춘기 때 특별한 후유증 없이 소실되는 것이 보통이지만 일부는 전신성 강직성–간대성 발작으로 이행될 수도 있다.

다섯째, '간질성 뇌증후군(Lennox–Gastaut 증후군)'은 2세에서 6세 사이에 발병한다. 대부분 정신지체와 뇌손상에 의한 신경학적 이상이 동반되며, '결신발작'과 함께 '강직성 발작', '무긴장성 발작' 등이 다양하게 나타난다. '강직성 발작'은 갑자기 근강직으로 온몸이 굳어지며 팔이 틀어지거나 중심을 잃고 쓰러지며, 강직 현상이 풀리기까지는 호흡이 일시 정지된다. 한편 강직성 발작과 정반대로 의식 상실이 없이 갑자기 주저앉거나 앞으로 넘어지는 억압성 발작을 '무긴장성 발작'이라고 한다.

　여섯째, '양성 소아 국소간질(양성 Rolandic 간질 또는 Sylvian 간질)'은 7세에서 11세 사이에 발병하는 운동증후의 부분발작이다. 주로 밤에 나타나며, 사춘기 후에 발작이 소실되는 양성 질환이다.

　일곱째, '약년성 근간대성 간질'은 10대 중반에 발병한다. 자고 깬 직후나 수면 부족일 때 근간대성 발작이 나타나며 전신성 강직성–간대성 발작이 함께 나타난다. 강직성–간대성 발작이란 종래의 '대발작'을 의미하며, 갑자기 의식 소실과 함께 소리를 내면서 쓰러지고, 전신 근육의 강직, 호흡정지, 청색증, 침흘림, 혀깨뭄, 대소변 실금 등이 나타난다. 강직기 후 온몸이 규칙적으로 빠르게 수축을 반복하는 간대성 경련이 뒤따른 다음 서서히 전신 근육이 이완되면서 발작이 끝난다. 발작 후 심한 피로, 두통, 근육통, 깊은 수면이 따른다.

# 소화계 질환

# 신경성 과식욕증

　신경성 과식욕증이란 다량의 음식, 특히 달고 칼로리가 많으며 삼키기 쉬운 다량의 음식을 정기적으로(대개 남이 모르게) 1~2시간에 걸쳐 게걸스럽게 빨리 먹는 것이 특징이다. 최소 3개월 동안 평균 2회 이상 정기적으로 온다. 15세 무렵에 호발할 수 있으며, 여자가 남자보다 5~9배 정도 많다.

　복통과 구역질이 날 때까지 많이 먹고, 먹고 난 다음 잠을 자거나 활동을 중단하는 경우가 많으며, 특히 대인관계가 좋지 않아 고립되어 있다. 또는 설사제나 이뇨제를 남용하기도 한다. 손가락을 목구멍에 넣어 인위적으로 구토를 일으키기도 한다.

　따라서 이로 인한 찰과상이나 흉터가 손등에 생기는 경우도 있다

(Russel' s sign).

이어서 죄책감, 자기혐오, 우울증으로 괴로워한다. 대인관계가 좋지 않아 고립되어 있으며, 상당수가 게걸스럽게 먹고 난 후에 충동적으로 도벽이 발동해서 훔치는 버릇이 있다.

체중은 대체로 정상 범위에 속한다. 월경이 불규칙해지지만 무월경은 없다. 성적 매력이나 성에 대한 관심이 높다.

합병증, 예를 들어 계속적인 구토에 의한 저칼륨혈증 등 전해질 불균형, 급성 위확장, 치과 질환, 이하선 확대, 식도외상 등이 올 수 있다. 또한 탈수나 전해질 장애 때문에 무능력 상태에 빠져 입원을 하는 경우도 생긴다.

한편 신경성 과식욕증과 감별해야 할 병증으로 신경성 식욕부진증이 있다. 이 역시 때때로 몰래, 대개 밤중에 게걸스럽게 많이 먹기도 하는 단편적인 과식욕증을 보이거나, 음식을 집안 여기저기 감추기도 하고 먹을 것을 주머니에 넣고 다니는 등 이상한 행동을 한다.

그러나 이 경우는 신경성 과식욕증과 달리 체중이 많이 감소하며, 의도적이고 강박적으로 활동을 늘리고, 무월경이 있을 수 있으며, 성적으로 미숙하거나 성적 흥미도 적은 편이다. 이 경우에는 최후에 악액질이 오면서 사망률도 5~18%나 된다.

신경성 과식욕증의 한방 처방으로는 '항해단', '정백환', '조위승청탕' 등을 응용할 수 있다. '조위승청탕' 의 처방은 다음과 같다.

■ **처방** : 의이인 · 건률 각각 12g, 나복자 6g, 마황 · 길경 · 오미자 · 석

창포 · 원지 · 맥문동 · 천문동 · 산조인 · 용안육 각각 4g.

■ **제조 · 복용법** : 물 500cc로 끓여 반으로 줄어들면 나이에 맞추어 양
을 조절하면서 하루 동안 여러 번 나누어 먹인다.

# 신경성 위장장애

어린이의 소화기 역시 정서의 변화에 민감하다. 마음이 여린 어린이, 잔걱정이 많은 어린이, 사랑을 독점하려는 어린이, 자기 실체 이상으로 자신을 과시하려는 어린이, 자기 위주의 사고가 지배하는 어린이는 신경성 소화기 장애를 잘 일으킨다. 이러한 신경성 위장장애는 기질적 원인보다 기능적 원인에 의한 것이기 때문에 기능성 위장장애라고도 하며, 정신성 위염이라고도 부른다.

증상은 항상 체한 듯한 느낌이 들며 윗배가 그득하고 더부룩한 느낌이 있다. 누워서 손바닥으로 눌러보면 복벽 아래에 판지를 깔아놓은 듯 딱딱한 느낌이 든다. 목에 무엇이 걸린 것 같은데 잘 뱉어지지 않고 잘 삼켜지지도 않는다.

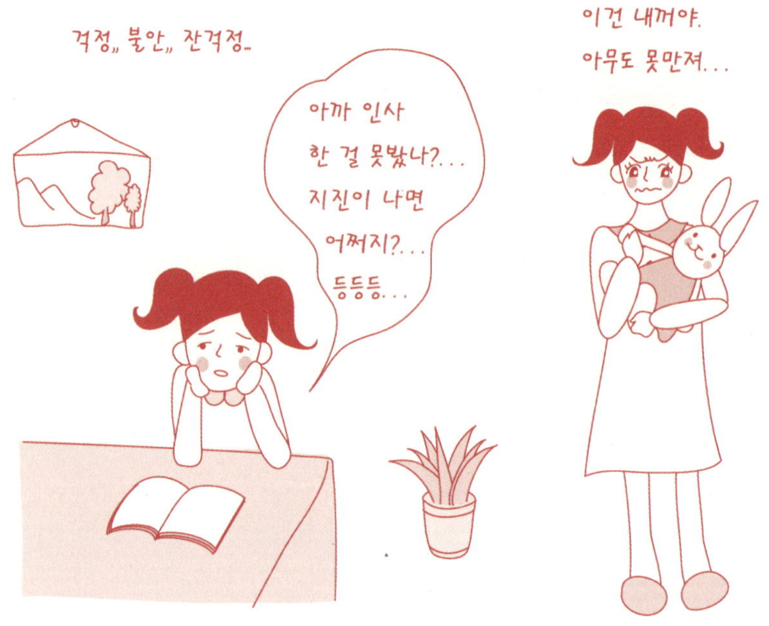


헛배가 부른 것 같아 트림이나 가스를 일부러 도출하려 하지만 도출이 잘 안 되며, 설령 도출된다 해도 완전 해소는 어렵다. 그러니까 항상 갑갑하며, 때로 통증이 올 수도 있다.

그러나 다른 소화기 질환에 의한 위통처럼 쓰린 아픔, 잡아뜯는 아픔, 경련성 아픔, 참을 수 없는 아픔이 오는 경우는 드물고, 24시간 계속 아픈 경우도 드물다. 스트레스를 받으면 머리가 아프면서 위장도 아프고, 가슴이 뛰거나 어지럽기도 하며, 대소변이 고르지 못하다. 체중이 잘 늘지 않지만 그렇다고 체중 감소는 별로 없는 것이 특징이다.

신경성 위장장애일 때는 복부 마사지를 자주 해준다. 명치에서 상복부 중앙선을 따라 배꼽을 거쳐 하복부 중앙선으로 해서 치골까지 문질러주고, 여기서 우측 하복부로 올라와 수평으로 배꼽을 거쳐 좌측 하복부로 내려와 치골까지 이르도록 문질러준다.

아울러 배꼽을 중심으로 손바닥으로 원을 그리며 문질러준다. 원은 시계바늘 돌아가는 방향으로 그리며, 처음에는 작은 원을 그리다가 점점 큰 원을 그려나간다. 물론 식사 직후나, 방광에 소변이 가득 차 있는 상태에서는 안 하는 것이 좋다.

한편 신경성 위장장애에 의한 위통은 허증이며, 기 순환에 문제가 있는 것이고, 냉증의 성질을 띠고 있다. 그렇기 때문에 몸을 따뜻하게 해주고 찬 음식, 날 음식을 먹지 못하게 한다. 기온이 떨어지거나 냉한 것을 먹거나 배를 차게 하면 금방 배가 쩔쩔맬 정도로 아파올 수 있기 때문이다.

처방으로는 '작약감초탕' 이 좋다.


- **처방** : 백작약 15g, 감초(프라이팬에서 볶은 것) 8g.
- **제조·복용법** : 물 300~500cc로 끓여 반으로 줄인 후 하루 동안 나이에 맞추어 양을 조절하면서 복용시킨다.

# 급성 위염

　어린이에게서 흔히 볼 수 있는 급성 위염은 지나치게 배부르게 먹은 경우가 대부분이지만, 음식물을 충분히 씹지 않고 삼킨 경우나 자극성 음식과 찬 음식, 청량음료, 빙과류 등에 의해 일어나기도 한다. 이런 위염을 '식이성 위염' 이라고 한다.

　또한 자극이 강한 약물도 원인이 될 수 있는데, 이런 위염을 '약제성 위염' 이라고 한다. 소위 식중독이라고 일컫는 '중독성 위염' 도 있고, 잘못해서 중금속을 먹었을 때 무서운 중증의 위염인 '부식성 위염' 이 일어날 수 있으며, 위장 주변의 장기나 다른 부위에서 세균이 림프를 타고 위장에 염증을 일으키는 '화농성 위염' 도 있고, 생선이나 돼지고기 등을 먹은 후에 곧잘 알레르기 반응을 일으켜 '알레르기성 위염' 을 일으킬 수도 있다.

그밖에도 축농증이 있을 때 콧물을 삼킨 경우, 또는 열성 질환에 수반해서 일어나는 급성 전염성 위염도 있을 수 있다.

이 가운데 가장 흔히 볼 수 있는 '식이성 위염'의 경우에는 식후에 윗배가 몹시 아파 울면서 보챈다. 명치 밑을 누르면 더 자지러지게 아파 울며, 메스꺼움을 느끼거나 토하고 설사를 한다. 썩은 달걀 냄새 같은 구취와 함께 혀에 흰 태가 낀다. 보통 2~3일이면 치료가 되지만 만성 위염으로 이행하는 수도 있다.

우선 절식하면서 보리차, 숭늉 등을 먹인 후 증상이 다소 호전되면 죽, 빵 같은 부드러운 음식을 조금씩 먹인다. 구토나 설사가 지속되면 탈수현상이 생기므로 수분을 충분히 섭취해야 한다.

육류를 먹고 체했을 때는 그 육류의 종류에 관계없이 산사육차를 끓여 먹인다. 돼지고기를 먹고 체했을 때는 새우젓을 태운 가루도 효과 있다. 생선을 먹고 체했을 경우에는 소엽(차조기잎)을 끓여 먹인다.

과일을 먹고 체했을 때는 건강(말린 생강)차를 먹이고, 떡을 먹고 체했을 때는 설탕에 물을 부어서 묽은 꿀같이 될 때까지 끓여 먹인다. 밥을 먹고 체했을 때는 엿기름을 우려낸 물을 먹여도 좋고 식혜를 먹여도 좋다. 국수를 먹고 체했을 때 역시 엿기름을 먹이면 효과가 있다.

급성 위염에는 '평위산'이 대표적인 처방이다.

■ **처방** : 창출(껍질을 벗기고 쌀뜨물에 담갔다가 말린 것) 120g, 후박(껍질을 벗기고 생강즙에 버무렸다가 볶은 것) 90g, 진피(흰 속껍질을 벗긴 것)

60g, 감초(볶은 것) 30g.

■ **제조 · 복용법** : 곱게 가루를 내어 매회 6g씩에 생강 2쪽과 대추 2개를 넣고 물로 끓인 후 생강과 대추를 제거하고 나이에 따라 양을 맞추어 식전에 따끈하게 먹인다.

# 09 만성 위염

만성 위염은 흔히 급성 위염에서 비롯되지만 어린이의 연약한 위벽에 무리가 되는 어떤 음식물 섭취 등 외인성 인자와 함께 영양 결핍, 철분 결핍 및 감염이나 심리적 스트레스 등이 위장 점막에 반복적으로 작용하는 까닭에 생기는 것으로 본다.

대개는 뚜렷한 증상 없이 병이 진행되지만 윗배가 항상 무겁게 눌리는 듯한 불쾌감과 함께 항상 '엄마 배불러' 라고 표현하는 포만감, 그리고 메스껍다느니 차멀미를 할 것 같다느니 하고 불편함을 호소하기도 하며 가슴이 답답하다는 표현을 하기도 한다.

때로는 윗배에 일시적으로 통증이 올 수 있고 신물을 토하거나 트림을 자주 하기도 한다. 트림을 하고 나면 다소 속이 편해지기 때문에 일부러 트림을 하려고 노력하기도 한다.

만성 위염의 최상의 예방책은 규칙적인 식생활이다. 밥을 먹기 싫으면 꾀를 부려 안 먹고 배가 고프면 시도때도 없이 밥을 달라고 보채거나 혹은 포식하는 어린이는 만성 위염에 걸리기 십상이다. 또 지나치게 짠 음식을 즐기거나 찬 음료를 입에 달고 다니는 경우, 청량음료를 과하게 마셔대는 어린이도 만성 위염에 걸리기 쉽다.

평소에 되도록 영양가 있는 식품을 소화가 잘 되게 요리해서 먹이도록 하고, 위액의 분비를 촉진하고 식욕을 돋울 수 있는 식품을 먹이도록 배려해야 하며, 항생제 등 어린이에게 자극이 강한 약물의 복용을 가급적 줄여야 하고, 충분한 수면을 취하게 해야 한다. 잠을 설치거나 수면시간이 충분하지 못하면 만성 위염에 시달릴 수 있다.

또 심리적으로 안정을 취할 수 있는 여건을 만들어주어야 한다. 따라서 항상 부모의 사랑과 보살핌이 떠나지 않음을 아이 스스로 느낄 수 있도록 배려해주어야 한다.

만성 위염에는 산사육차가 가장 좋다. 또 헛헛증이 심해서 속이 불편한데도 밥수저를 놓지 못하고 과식하는 경향이 있는 어린이에게는 위장의 열을 떨어뜨리는 효과가 큰 황련(깽깽이풀) 4g을 여과통이 있는 찻잔에 넣고 뜨거운 물에 우려내어, 나이에 맞춰 그 물을 소량씩 수시로 나누어 먹인다.

만성 위염에는 ‘향사육군자탕’ 이 좋다.


■ **처방** : 향부자 · 백출 · 복령 · 반하(생강즙에 버무린 것) · 진피 · 백두

구 · 후박(생강즙에 축여 볶은 것) 각각 3g, 사인 · 인삼 · 목향 · 익지인 · 자감초 각각 1.5g.

■ **제조 · 복용법** : 거칠게 가루를 내어 생강 3쪽과 대추 2개와 함께 물 300cc에 끓여 반으로 줄인 다음 하루 동안 먹이되 양은 나이에 맞추도록 한다.

# 과민성 장증후군

과민성 장증후군이란 긴장이나 어떤 스트레스 등으로 장이 자극을 받고 예민해져 구조적으로나 해부학적으로는 이렇다 할 병변이 없는 과민성 장 질환의 주된 증상으로 복통, 변비, 설사가 나타나는 기능성 증후군을 말한다. 일명 '흥분성 위장관증후군'이라고도 한다.

특히 몸이 마르고 약한 편이며 늑골이 첨예하고 흉각이 편평한 어린이, 복직근은 느슨하고 복벽이 무력하여 뱃심이 없는 어린이, 배꼽 주위에 손을 얹으면 배꼽 밑에서 동맥이 펄떡펄떡 뛰는 어린이, 뱃속에서 꾸르륵거리는 소리가 잘 들리는 어린이, 피부가 건조하고 눈을 잘 비비며 콧물감기가 잦은 어린이, 숨이 잘 가쁘고 기침·가래가 많은 어린이, 편식의 경향이 있고 특히 패스트푸드나 군것질이 잦은 어린이, 식사하기를 즐기지

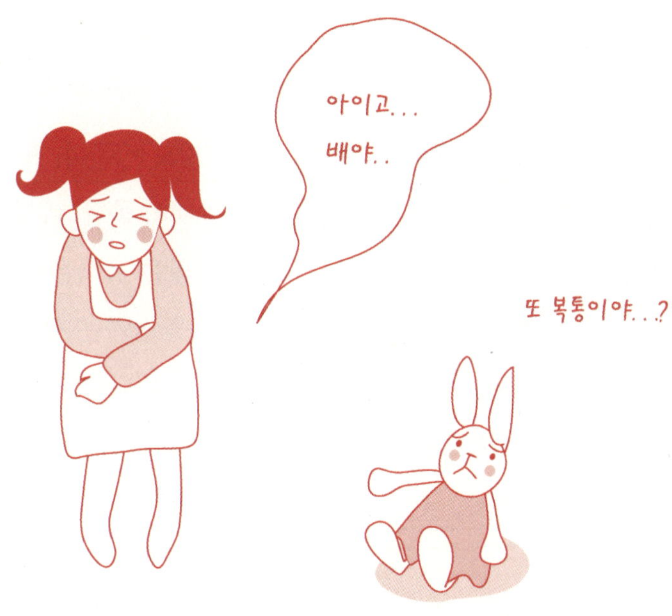



않거나 식사가 불규칙한 어린이, 신경질적이며 지나치게 걱정이 많은 어린이, 지나치게 긴장을 잘 하거나 겁이 많은 소심하고 소극적인 어린이, 가족 중에 이런 증세가 잘 나타나는 사람이 있는 가정의 어린이에게서 자주 볼 수 있다. 학령기의 어린이에게서 많이 나타나며, 초등학교에 막 입학한 3월에 심하다.

우선 과민성 장증후군과 같은 증세를 일으키는 다른 중요한 질병과 감별해야 한다. 예를 들어 장결핵, 궤양성 대장염, 대장유착증, 알레르기와 감별해야 한다. 특히 게실 질환은 과민성 장증후군과 같이 올 수도 있고 서로 관련될 수도 있으므로 주의해야 한다.

치료는 우선 장에 대한 치료 외에 원인이 되는 심리적 갈등을 풀어주어야 한다. 그리고 규칙적인 생활을 하게 하고, 충분한 휴식과 적절한 수면을 취하도록 한다.

복부가 냉하면 가스가 덜 빠져 속이 더 불편하고 냉증에 의한 변비나 설사도 심해지므로 복부를 온찜질해주면서 마사지도 해준다. 또 장에 자극적인 식품이나 가스를 조장하는 식품을 피하는 것이 좋다. 예를 들어 탄산음료, 찬 음료, 향신료, 기름진 음식, 섬유질이 많은 음식은 피해야 한다. 가스가 많이 차는 경우에는 토란, 콩 종류, 파 등을 삼가는 것이 좋다.

체질 개선을 위해 연육(연씨)으로 죽을 쒀서 먹인다. 신경질적이고 몸이 여위고 허약한 어린이를 체질적으로 강화하는 데는 '황기건중탕' 이 좋다.

- ■ **처방** :  백작약 20g, 계지 12g, 자감초 4g, 수수엿 40g, 생강 5쪽, 대추 4개, 황기 8~12g.
- ■ **제조·복용법** : 수수엿을 제외한 약재는 끓여 찌꺼기를 버리고 여기에 다시 수수엿을 넣어 충분히 녹여 하루에 1첩 분량을 여러 차례 나누어 먹인다.

# 3장

# 호흡기 질환

# 모세기관지염

기관지에서 더욱 분파되어 기관지 중에서 가장 작고 매우 가는 끝 부분이 가스 교환의 역할을 하는 폐포에 이어지는 부분을 세기관지라 하는데, 여기에 바이러스(특히 RS, respiratory syncytial virus 등)의 감염으로 염증 질환이 생긴 것이 모세기관지염이다. 흔히 '세기관지염' 혹은 '바이러스성 폐렴'이라고도 한다.

늦가을부터 초겨울, 그리고 봄에 많이 유행한다. 주로 2세 이하에서 발병하며, 특히 생후 6개월 전후의 젖먹이에게서 가장 많이 나타나고, 4세 이상에서는 거의 볼 수 없다.

맑은 콧물이나 재채기, 기침 등 가벼운 감기 증상이 1~2일 계속된 후 기침이 심해져서 한 번 시작하면 계속하고 가래가 많아진다. 대개 열은 없지만 때로 열(38.5~39℃)이 나기도 한다. 식욕이 감소하고, 천식처럼 쌕쌕거리며, 1분에 60회 이상 가쁜 숨을 쉬면서 호흡곤란을 일으킨다. 가쁜 숨 때문에 산혈증에 빠지거나 불안정 등의 증세가 점차 나타난다. 때로 기관지폐렴이 되거나, 반복 재발하면 천식이 생기기도 한다.

심하면 탈수증이 생겨 증세가 더 악화되거나 청색증을 보인다. 특별한 경우를 제외하고는 위급한 경우 3~4일 동안 발병하며 2~3주 지나면 치유되지만, 어릴수록 세기관지의 관이 가늘기 때문에 중증이 되기 쉽다.

우선 가쁜 숨 때문에 수분 손실이 많으므로 수분을 보충할 겸 가래를 묽게 해주기 위해 자주 젖을 주거나 묽게 탄 우유를 주어 수분 공급을 늘려야 한다. 또 열이 높게 올라가지 않도록 해야 하며, 울면 호흡곤란이 악화되므로 아기를 안고 달래주어야 한다.

숨이 많이 찰 때는 아기의 머리와 가슴을 올려주어 앉은 상태가 되게 해주는 것이 좋다. 특히 진해제를 함부로 쓰면 가래 배출이 잘 안 되어 폐렴을 일으킬 수 있으므로 주의해야 한다. 가래를 쉽게 배출할 수 있도록 아기를 무릎에 엎어놓고 손을 오목하게 만들어 아기의 가슴과 등을 가볍게 두들겨주는 것이 좋다.

모세기관지염으로 가래가 끈끈해서 잘 뱉어지지 않고, 기침이 경련성 발작적으로 연달아 일어나고 목 안이 건조할 때는 '맥문동탕'을 쓴다.

■ **처방** : 갱미 20g, 자감초 12g, 맥문동 8g, 죽엽 15조각, 대추 2개.
■ **제조 · 복용법** : 갱미(멥쌀) 20g을 물 300cc로 끓인 물에 나머지를 넣고 끓여 그 약물을 하루 동안 나이에 맞춰 여러 차례 나누어 먹인다.

# 12

# 기관지천식

기관지천식이란 각종 자극에 대해 선천적 또는 후천적으로 과민성을 가지고 있는 기관 및 기관지의 반응성이 항진된 병적 상태를 말하며, 특징적인 천명(喘鳴)과 호흡곤란을 주로 하는 병증이다.

1세 이하의 영아가 천명을 동반하는 폐쇄성 기도 질환을 앓았을 경우 상당수가 훗날 천식이 많이 유발된다. 호발하는 계절은 9, 10월이 최다이며, 6월과 12월에도 호발한다. 호발하는 시간은 취침 전후에서 심야, 새벽에 많이 일어난다.

한의학에서는 소아 천식을 원인에 따라 여러 유형으로 구분한다. 첫째, '풍한 천급'이다. 호흡이 급하고 코가 막히며 열은 나지만 땀이 나지 않는다. 둘째, '화열 천급'이다. 입이 마르고 갈증을 느끼며 변비가 되고, 호흡

이 급하면서 편히 잠을 이루지 못한다.

셋째, '폐허 천급'이다. 신체가 허약하며 호흡이 짧고 급하면서 기침을 하고 객담을 뱉는다. 넷째, '담음 천급'이다. 목에 담이 있어 담 끓는 소리가 나며, 호흡이 순조롭지 못하고 호흡곤란을 일으킨다.

다섯째, '마비풍'이다. 체온이 높고 인후가 아파하며 호흡을 급하게 한다. 숨을 쉴 때 흉부가 높아지며 누워서는 잠을 이루지 못한다.

우선 알레르겐(알레르기 유발물질, 예를 들어 꽃가루나 진드기 등)을 최소한으로 제거해야 한다. 적정 온도를 유지하고, 너무 습하지도 너무 건조하지도 않게 해야 한다. 지나친 목욕을 피하고, 비누도 제한한다. 피부를 건조하게 할 수 있는 유발요소들을 제거하며, 옷도 꼭 끼는 옷이나 털옷 및 합성섬유로 된 옷을 피하고, 세탁한 후 어느 정도 시간이 경과된 옷을 입는 것이 좋다. 또 항원식품(달걀, 우유와 유제품, 콩 종류, 아이스크림, 코코아, 초콜릿 등)의 섭취를 금한다.

도움이 되는 것은 우선 선인장 생즙에 꿀을 재워 잼을 만들어 먹인다. 또 근채(무, 당근, 우엉, 연근 등)를 여러 가지 배합하여 수프를 만들어 먹인다. 특히 달팽이 요리가 좋다. 호흡기 질환에 대단한 위력을 가진 식품이다.

천식에 쓰는 처방은 여러 가지인데, 그중 '삼개산'이 좋다. 체력 소모가 심한 흡기성(吸氣性) 호흡곤란, 해수, 천식, 피로, 무기력 등이 동반될 때 효과적인 처방이다.

- ■**처방** : 인삼 9g, 합개(뿔도마뱀) 한 쌍.
- ■**제조 · 복용법** : 이상을 함께 가루 낸 것을 1회 1~1.5g씩, 혹은 나이에 맞추어 양을 조절해서 하루에 2~3회 따뜻한 물로 먹인다. 합개 대신 호두 15g과 생강 3쪽을 사용해도 좋다.

# 소아 기관지천식의 특징

　기관지천식은 유아기 무렵까지는 없는 것이 보통이며, 3~4세부터 발병되는 경우가 많다. 5~6세가 지나서 천식 발작을 일으키면 거의 성인과 흡사한 증상을 나타낸다.

　초기에는 감기와 비슷한 증상으로 콧물이 흐르고 기침이 나며, 열이 있을 때도 있고 없을 때도 있다. 낮에는 증상이 가벼워져서 보통 기침을 하고 호흡만 거칠게 날 뿐이나, 밤이 되면 심해져서 천식 발작을 일으킨다. 날숨은 더욱 길어지고 들숨은 2~3배나 짧아져서 천식 발작 특유의 숨소리를 내면서 제대로 누워 있지 못하고 앉아서 숨을 쉬게 된다.

　천식 발작의 시간이나 빈도, 증상의 경중 등은 환자마다 많은 차이가 있으나 대개 세 가지로 정리할 수 있다.

　첫째, 대발작이다. 천명, 호흡곤란이 아주 심하다. 그래서 눕지 못하고 앉아서 호흡하는 기좌호흡의 특징을 띤다. 입술이 자색으로 변하며, 식사와 수면에 곤란을 겪는다.

　둘째, 중발작이다. 일상생활에 약간 지장을 줄 정도의 발작을 말한다. 일어나서 호흡을 해야 할 정도는 아니며, 옆으로 눕거나 엎드려 누워 잠을 잘 수 있다. 그러나 호흡곤란으로 수면에 장애가 온다.

　셋째, 소발작이다. 청진상으로만 천명이 들릴 정도이므로 일상생활, 예를 들어 식사, 통학, 수면 등에 전혀 지장이 없을 정도이다.

　만일 대발작이 6개월에 몇 차례 나타날 정도로 가끔 일어나거나 혹은 중발작이

1개월에 몇 회 나타날 정도의 상태라면 '중증'으로 본다.

그리고 중발작이 가끔 나타나거나 혹은 소발작이 빈발하거나, 때로 대발작이 산발적으로 나타날 정도라면 '중등증'으로 간주한다.

그리고 소발작이 가끔 나타나거나 때로 중발작이 산발적으로 나타날 정도라면 '경증'으로 취급한다.

천식 발작이 멈출 때가 되면 객담을 토하면서 그치는데, 사춘기 전후에는 발작이 없어지거나 가볍게 나타난다.

천식만으로 사망하는 일은 없으나 기관지 혹은 모세기관지에 객담이 막혀서 질식하는 경우가 있다. 예후는 좋은 편이며 여자아이보다 남자아이의 천식이 예후가 더 좋다. 일반적으로 중증의 천식은 예후가 나쁜 경향이며, 발병부터 치료까지의 기간이 짧으면 예후가 좋은 편이다.

가끔 2차적 질환으로 옮겨가는 경우도 있으며 성인으로까지 천식이 계속되는 경우도 약 20%나 된다.

# 폐결핵

소아 결핵은 성인 결핵을 재감염결핵이라고 부르는 데 반하여 초감염 결핵이라고 부르며, 성인 결핵과 달리 우연히 발견된다. 감염원은 거의 가족이며, 한 번 감염되면 발병 확률이 높아진다.

폐결핵일 때는 뺨이 홍조를 띠며 미열, 조열(밀물·썰물처럼 오르내리는 열), 일포열(오후 늦은 시간에 나는 열)을 띤다. 흉통과 함께 기침을 하는데, 때로 객혈, 객담, 호흡곤란이 나타난다. 체중 감소도 심하며, 피로하고 식욕이 부진하며, 특히 도한(잠자리에서만 나는 땀)이 흥건히 난다.

한편 폐에 있는 병변에서 결핵균이 혈관이나 림프관을 통해 전이되기도 한다. 특히 결핵성 뇌막염은 소아 결핵의 가장 흔한 합병증 중 하나이다. 치명적일 수도 있으며, 치료가 되더라도 후유증, 예를 들어 뇌수종,

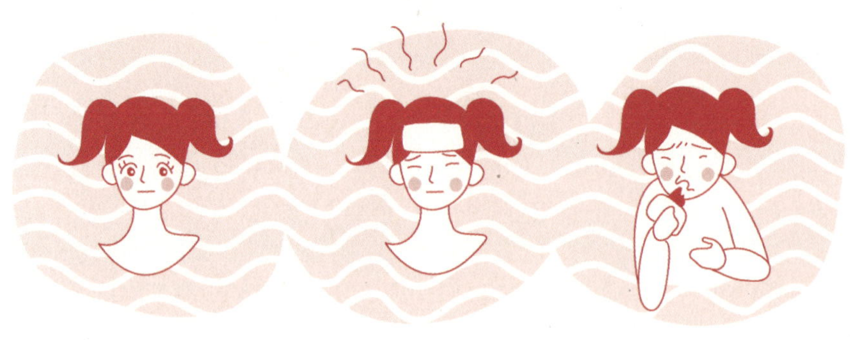



정신박약, 뇌성마비 등이 남는 경우가 많다. 골관절결핵, 결핵성 늑막염, 속립성 결핵도 올 수 있다. 특히 속립성 결핵은 결핵균이 혈관을 타고 양쪽 폐로 퍼져서 마치 좁쌀을 뿌려놓은 것같이 폐 전체에 작은 병집을 만드는 것이다.

우선 BCG 접종을 하여 면역체를 만들어야 한다. BCG 접종을 했는데도 투베르쿨린 반응이 음성으로 나오면 다시 BCG 접종을 할 필요가 있다. 만일 BCG를 접종하지 않았는데도 투베르쿨린 반응이 양성으로 나오면 이미 결핵균에 감염되어 있다는 뜻이므로 X선 검사에 이상이 없더라도 정기적으로 검진을 받아야 한다.

결핵일 때는 햇볕에 지나치게 노출하거나 심한 운동은 안 좋다. 창문을 열어놓고 자거나 심호흡을 지나치게 하는 것도 좋지 않다. 특히 해조류는 금해야 한다. 해조류를 폐결핵일 때 많이 섭취하면 결핵의 병소가 급격히

퍼지기 때문이다. 가급적 충분한 영양섭취가 중요하다.

장어, 마, 연뿌리, 더덕, 견과류가 좋으며, 관동화(머위꽃)차, 압척초(달개비꽃)차가 좋다. 목이버섯에 누런 설탕가루를 버섯의 4~5배 가량 넣고 함께 끓여 조림을 만든 후 냉장고에 보관해두고 10g씩 꺼내어 나이에 양을 맞추어가면서 차가운 채로 먹이면 좋다.

처방으로는 '맥미지황환' 이 좋다.


- ■ **처방** : 숙지황 320g, 산약 · 산수유 각각 160g, 백복령 · 목단피 · 맥문동 · 오미자 각각 120g.
- ■ **제조 · 복용법** : 위의 분량으로 20첩을 조제하여 한 첩을 나이에 맞추어 1~2일 동안 여러 차례 나누어 먹인다.

# 14

# 폐렴

폐에 생긴 염증을 통틀어 폐렴이라고 한다. 그러나 기관지와 그 주변의 가느다란 세기관지도 함께 염증 반응을 보인다. 폐렴은 사망의 주요 원인이 되는 질병으로, 어린이에게 매우 위험한 무서운 병이다. 나이가 어릴수록 그 경과가 빨라서 반나절이나 하루 만에 폐렴이 발병하는 일이 있을 정도이다.

소아 폐렴의 경우에는 마이코플라스마 병원체에 의한 폐렴이 20~50%로 가장 많다. 바이러스에 의한 폐렴이 20~30%로 그 다음인데, 갓난아기에게는 이 폐렴이 흔하다. 나머지는 세균성 폐렴이고, 폐렴쌍구균에 의한 것은 대부분 대엽성 폐렴이며, 폐렴쌍구균 이외의 세균이 원인이 되는 경우는 소엽성 폐렴(기관지폐렴)이 되며 어린이에게서 많이 볼 수 있다.

소아 폐렴은 3~4일간 감기 증세가 계속된 뒤 고열이 난다. 그러나 출생 후 2, 3개월까지의 젖먹이는 평열일 경우도 있다. 가래가 끓고 흡기(들이쉬는 숨)에 소리가 나면서 흡기성 호흡곤란을 일으킨다. 어깨로 숨을 쉬며 콧구멍을 벌름거리고, 호흡할 때마다 명치 주변이 함몰되는 일도 있다.

장관 마비로 가스가 차서 배가 부풀어 오르고, 그 때문에 더욱 호흡이 어려워진다. 목이 쉬거나 목소리에 변화가 오며, 기침이 개 짖는 소리 같다. 경우에 따라서는 설사, 구토, 경련이 일어난다. 소엽성 폐렴(기관지폐렴)일 때는 가래 빛이 녹 빛깔보다 밝은 선홍색을 띤다.

우선 절대 안정이 필요하다. 온도와 습도를 조절해야 하며, 고열 때는 알코올 마사지를 한다. 호흡곤란일 때는 상체를 높여주어 가래가 잘 배출될 수 있게 해준다. 객담을 시키기 위해 가슴을 앞으로 숙인 채로 등을 두드려주며, 크게 기침을 하게 하면 가래 뱉기가 한결 수월해진다.

가습기를 사용하면 가래가 묽어지므로 객담에 도움이 된다. 또 물을 많이 마셔야 한다. 몸에 염증이 있으면 체내 대사가 활발해지므로 그만큼 물이 많이 필요하기 때문이다. 물을 많이 마시면 탈수를 막고 가래를 뱉는 데도 도움이 된다. 비타민도 충분히 섭취해야 한다. 식사는 영양이 풍부하고 소화되기 쉬운 음식물 또는 반유동식으로 하는 게 좋다.

치료는 원인균을 정확히 알아내어 적절한 항생제를 써야 한다. 함부로 민간요법을 쓰거나 처방을 해서는 안 된다. 한의학에서는 폐렴을 5가지 유형으로 나누어 대책을 세우고 처방을 쓰는데, 여기서는 처방을 밝히지 않기로 한다. 특히 어린이의 경우는 위험도가 높으므로 호흡곤란이 있거나 입술이 청색증을 띨 때는 전문적인 진단과 치료를 받아야 한다.

# 15

# 인플루엔자

인플루엔자 바이러스에 의한 독감은 급성 전염병의 일종으로 전염력이 매우 강하고 증세가 심한 감기이다. A, B, C 3형으로 구분하는데, A형은 전염력과 증세가 가장 강하고 심하며, B형은 A형보다, C형은 B형보다 세력이 약한 것이 보통이다.

주로 코나 인후 등의 상기도 전염을 일으키며 전신 증상이 나타나지만, 합병증이나 혼합 감염 등으로 증상이 일정하지 않다. 잠복기는 1~2일에 불과하며, 초기에는 갑작스럽게 38~40℃ 정도의 열이 나기 시작하고 온몸의 근육이 아프다. 하루에 1℃ 이상씩 체온이 오르며 2~3일간 고열이 계속된 후 점차 회복되거나, 2차 감염으로 다른 증상이 나타나기도 한다.

인플루엔자는 특히 전신 증상이 심한 편으로 코가 막히거나 콧물이 흐르며, 양쪽 편도선이 부어 목구멍이 따갑고 기침을 하게 된다. 경우에 따라서는 코피가 나거나 목이 쉬며, 가슴이 답답하고 눈도 충혈된다. 그밖에 설사나 구토가 있고, 메스꺼움 등의 증상도 나타난다. 예후는 대체로 좋은 편이며, 소화기ㆍ호흡기 계통의 혼합 감염으로 병이 심해질 경우도 있다.

우선 안정과 2차 감염의 예방이 중요하다. 따라서 정기적으로 체온을 재고 콧물이 누런지 아닌지 확인해야 한다. 누렇다면 2차 감염의 가능성이 있다.

숨쉬기 불편해할 때는 아기의 머리 쪽을 다소 높게 받쳐준다. 실내온도는 18~20℃로 하고, 습도는 60~65%로 조절하면서 1~2시간마다 환기를 잘 시켜야 한다.

옷은 자주 갈아입혀 땀에 젖은 채 오래 있지 않게 하며, 미지근한 물에 적신 타월로 몸을 닦아준다. 특히 38.5℃ 이상의 고열 때 미지근한 물에 적신 타월로 몸을 닦아주는 것이 매우 좋다.

또한 수분을 충분히 섭취해야 한다. 열이 있을 때는 물론이지만 목의 통증을 완화시키기 위해서도 잠재우기 전에 신선한 과즙이나 따뜻한 물을 마시게 한다. 그러나 찬 것을 너무 많이 먹이면 몸의 저항력을 떨어뜨릴 뿐 아니라 소화장애를 일으키거나 설사를 일으킬 수 있으므로 주의해야 한다.

초기에 머리가 아프고 몸에 열이 있을 때는 칡차를 먹인다. 열이 심할 때 두부 한 모를 꽉 짜서 같은 분량의 밀가루와 섞어 잘 다져서 거즈에 고루 두툼하게 편 다음 이마에 대어주고, 마르면 갈아주기를 몇 번 반복하면 열이 잘 떨어진다. 또 백합(산나리뿌리)을 끓여 먹이면 인플루엔자를 이겨내는 힘을 길러준다.

'갈근해기탕'이 좋으며, 처방은 143쪽에 있다.

# 비뇨생식기 질환

# 유뇨증

정상적으로 2.5세가 되면 낮에 소변을 가릴 수 있고, 3.5~4세가 되면 밤에도 소변을 가릴 수 있다. 그러나 5세(또는 정신연령이 4세)가 지났는데도 소변을 가리지 못해서 낮이나 혹은 밤에 잠이 든 상태에서 반복적으로 불수의적으로 또는 고의로 소변을 가리지 못하는 경우를 '유뇨증' 이라고 한다.

유뇨증에는 출생 후 한 번도 소변을 못 가린 경우와 잘 가리다가 어느 때부터 가리지 못하는 경우가 있다. 전자는 원발성으로 어떤 질환이 원인인 기질적 장애일 경우가 더 많으며, 후자는 속발성으로 어떤 질환 이라기보다는 그렇지 않은 기능적 장애일 경우가 더 많다. 어떤 질환이란 예를 들어 요도 질환, 대사 질환, 내분비 질환, 중추신경계의 이상 등을 말한다.

그리고 기능적 원인으로는 유전적 요인(75%가 유전적이다), 중추신경계 미성숙, 방광기능 장애, 스트레스 또는 심리적 갈등, 부적절한 소변 가리기 훈련 등을 고려할 수 있다.

한의학에서는 유뇨증의 원인으로 '비위 허약', '폐기허', '신방광허한' 등을 열거한다. 또한 첫 번째 아이, 심한 스트레스를 경험한 아이에게서 보다 빈번하게 나타나는 것으로 보아 간기울결(肝氣鬱結)도 큰 원인이 되는 것으로 보고 있다.

유뇨증일 때 흔히 대소변 가리기 훈련, 방광 훈련, 놀이치료, 정신치료 등을 시도해보기도 하며, 행동치료로서 소변이 한 방울이라도 떨어지면 즉시 벨이 울려 잠자는 아이를 깨우는 조건화 이론을 응용한 치료 방법이 있다.

가정에서는 우선 아이의 복부와 엉덩이를 취침 전에 온찜질해주면 좋다. 복부와 엉덩이가 찰수록 유뇨증이 심해지기 때문이다. 또 건포 마찰도 효과를 볼 수 있다.

은행을 볶아 먹이거나 감꼭지를 끓여 먹인다. 계내금을 볶아 가루 내어 먹이거나 부추씨를 볶아 가루 내어 먹인다. 특히 엉덩이가 차고 복직근(배꼽 양쪽으로 복부 옆에 세로로 있는 근육)이 긴장되어 있는 어린이에게는 당근을 껍질째 구워 뜨거울 때 먹인다.

약물치료로 양방에서는 삼환계 항우울제를 쓰고 있는데, 한방으로는 '축천환'이 좋다. 축뇨 효과가 있으며, 아울러 어린이 건강 증진에도 도움이 된다.

■ **처방** : 오약 · 익지인 각각 같은 양.

■ **제조 · 복용법** : 산약(마)으로 쑨 풀로 반죽해서 알약을 만들어 1회 4g 씩, 하루에 3회, 따뜻한 물로 먹인다.

# 사구체신염

급성 사구체신염은 초등학교 입학 전후의 학령기에서 많이 발생한다. 발병 1~3주 전에 용혈성 연쇄구균에 감염된 후 혈뇨, 단백뇨 및 전신의 권태감이나 식욕감퇴 등이 나타난다.

눈꺼풀이 먼저 붓고 얼굴이 부으며 창백해지고, 동시에 신장염 특유의 얼굴색이 된다. 점차 고환과 하지도 붓고, 소변의 양이 감소하며 소변 색깔이 갈색으로 진해진다. 60~70%에서 고혈압이 생기는데, 보통 4~5일 계속되다가 일주일 정도 지나면 정상이 된다. 때로는 고혈압성 뇌증이나 급성 심부전의 원인이 될 수도 있다.

예후는 사망률이 1~5%가 되지만 일반적으로 2개월 가량이면 치유되는 것으로 본다. 그러나 약 5%는 만성으로 옮겨가는 경우도 있다. 특히

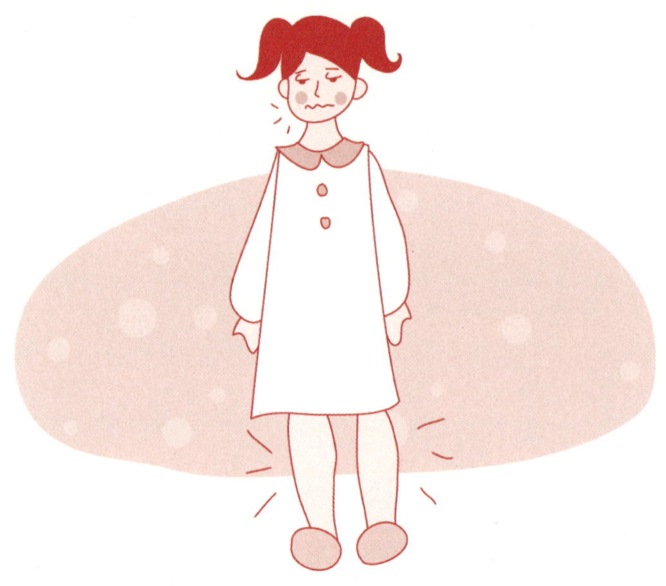

12~13세 이상의 어린이 중에서 만성화 경향이 많다. 발병 후 1년 이상
지나도 대량의 단백뇨나 고혈압, 고지혈증, 부종 등이 있을 때는 근치가
곤란하다.

만성 사구체신염은 단백뇨나 혈뇨, 또는 두 가지 이상이 함께 계속 관
찰되며, 서서히 때로는 아급성형으로 진행되어 결국 고혈압이 발생하고,
핍뇨와 부종 및 말기 신부전증으로 이행한다. 따라서 심하면 메스꺼움,
구토, 설사, 빈혈, 요독증을 일으킨다. 10~20대에 가장 많이 발생한다.

급성의 초기에는 안정과 보온이 가장 중요하다. 안정은 신장의 혈액 흐
름이 더 이상 나빠지지 않게 하려는 것이며, 보온은 혈액이 잘 흐르도록
하여 신장기능을 빨리 회복시키기 위한 것이다.

운동은 발병 후 6개월까지 금지하며, 격한 운동은 1년 정도 금지한다.

부종, 고혈압, 핍뇨가 있을 때는 염분을 제한한다. 또 병 초기에는 수분도 제한하는데, 수분 공급이 너무 많으면 부종이 심해지고 급성 심부전을 병발할 위험이 있기 때문이다.

물론 향신료도 제한하며, 부종이 심하고 소변이 원활하지 못할 때는 칼륨 배설에 장해가 되지 않도록 과일이나 과즙 역시 제한한다. 과일이나 과즙으로 혈중 칼륨 농도가 높아지면 심장이 나빠질 수 있다. 그러나 병세가 나아지면 되도록 빨리 원래의 식사로 돌아오도록 하여 어린이 성장에 지장을 주어서는 안 된다.

단백뇨(보통 하루에 1~2g 정도)만 있을 뿐 그밖에 특별한 소견이 없으며, 전신 피로와 체중 감소 등이 있을 때는 '삼령백출산'을 쓴다.

- **■ 처방** : 인삼 · 백출 · 백복령 · 산약 · 자감초 각각 12g, 의이인 · 연자육 · 길경 · 사인 · 백편두 각각 6g.
- **■ 제조 · 복용법** : 이상의 약재에 생강 3쪽, 대추 2개를 넣고 끓여 2~3일 동안 여러 차례 나누어 먹인다.

# 18

# 외음질염

어린이도 냉이 흘러내려 외음부가 축축하게 젖거나 짓무르고 가려우며 빨갛게 붓고 아플 수 있다. 보행 때나 배뇨 후에 더욱 통증을 느끼고, 심해지면 외음부가 헐고 고름이 나오면서 심한 소양증과 함께 피부 자체가 단단해지고 군살이 생겨 두껍게 되기도 한다.

여기에는 두 가지 타입이 있다.

첫째는 특수한 원인균이 없는 질 및 외음의 모든 감염이다. 비특이성 외음질염이라 한다. 스트렙토코쿠스, 콜론 바실루스, 디프테로이드균 등을 원인으로 들 수도 있지만, 불결한 대중목욕탕이나 화장실, 좌변기 사용으로도 일어날 수 있듯이 불결하거나 비위생적인 것이 원인일 경우가 많으며, 간장 경락에 열이 울체되고 비장이 약해 습이 많아지면서 습독(濕

毒)에 의해 염증을 일으켜서 온다.

여자아이의 냉증(대하증) 가운데 가장 흔히 볼 수 있는 경우로, 냉의 색 깔은 담황색이며, 화농성이고 무자극성 혹은 악취가 난다.

둘째는 어떤 원인균에 의한 질 및 외음의 모든 감염이다. 특이성 외음 질염이라 한다. 임균에 감염된 경우에는 다량의 진황록색 점액 농성의 질 분비물이 흐르고, 트리코모나스에 감염된 경우에는 분비물의 양이 많고 묽은 포말상을 띠며 외음부가 가렵다.

칸디다 알비칸스로 발생한 경우에는 냄새가 별로 없고 백색을 띠며, 우유가 응어리져서 엉긴 듯한 모양의 분비물이 흐른다. 심한 소양감이 있는데 어린이에게는 드물다. 한편 요충에 감염된 경우에는 분비물이 항상 나오며 밤에 가렵고, 요충의 성충이 육안으로 발견되기도 한다.

평소에 대변을 본 후 항문 주위를 깨끗이 씻고 좌욕을 자주 해야 한다. 한편 대계(엉겅퀴)를 끓여 먹이면 좋다. 혈액 및 혈액 조성을 위한 각종 영양물질이 부족한 경우에 특히 좋다. 또 의이인 12g, 산약 8g을 하루 분량으로 하여 끓여 먹인다. 소화기 기능이 허약해진 타입으로 냉이 그치지 않을 때 좋다.

백촉규화(흰색 접시꽃)도 좋다. 냉이 흰색일 경우에 좋은데, 특히 추위를 타고 흰색의 설태가 혀에 잔뜩 낀 경우에 좋다. 또 익모초를 씻어 말려 가루 낸 후 하루에 3g씩 3회, 민들레 잎과 뿌리를 끓인 물로 먹인다. 자궁이 냉해 허옇고 멀건 냉이 자꾸 흐르며 식욕이 없을 때 좋지만, 민들레 잎과 뿌리가 소염 및 항균작용이 강한 약재이므로 세균성 염증에 의한 냉에도 좋다.

# 유전 질환과 대사 질환

# 19

# 소아 당뇨병

소아 당뇨병의 90%는 인슐린 의존성 당뇨병이다. 다시 말해서 인슐린이 분비되지 않아 혈당 조절을 위해서는 인슐린 주사에 의존해야 하는 경우를 말한다. 5~7세와 사춘기 연령에서 많이 발병하며, 계절로는 가을과 겨울에 호발한다. 특히 6세 이내에는 계절적 빈도 차이가 많다고 한다.

소아 당뇨병은 특정한 조직 적합 항원 HLA-DR3나 HLA-DR4인 형에서 발병률이 2~3배 증가하며, 이 두 개의 형이 함께 있는 경우에는 7~10배 정도 증가한다고 한다. 따라서 체질적 요인이 큰 것으로 보고 있다.

또한 바이러스 감염 후 췌장에 대한 자가항체가 생겨서 항원의 역할을 하는 췌장이 파괴되어 인슐린 분비가 감소되거나 거의 일어나지 않아서 생긴다. 바이러스 감염으로는 볼거리, 선천성 풍진, 콕사키 바이러스 감염 등을 들 수 있다. 특히 모유보다 분유를 먹인 경우에 발병률이 높다. 물론 공해물질도 원인이 되며, 자가면역성 질환, 예를 들어 아디손병, 하시모토갑상선염, 악성 빈혈 등과 동반되어 나타나는 경우도 있다.

한편 소아 비만으로 당뇨병이 나타나는 경우도 있는데, 이때는 진정한 소아 당뇨병처럼 인슐린 의존성 당뇨병이 아니다. 소아 당뇨병은 무엇보다 유전성 경향이 크다. 56%가 유전이라는 통계도 있고, 30.8~52%에서 유전을 증명할 수 있다는 통계도 있다.

소아 당뇨병은 성장기에 발병하기 때문에 식이제한이 어려운 것도 문제지만, 음식물의 제한만으로는 치료 효과를 보기가 어려워 처음부터 인슐린을 사용하여 치료 효과를 올려야 한다. 인슐린 의존성 당뇨병이기 때문이다. 성장에 지장을 주지 않도록 식사를 잘 해야 하며 항상 주의하여 감염증의 합병으로부터 보호해야 한다.

평소에 보조요법으로 통용할 처방은 '사물탕' 이다.

■ **처방** : 숙지황 · 당귀 · 천궁 · 백작약 각각 5g.

■ **제조 · 복용법** : 물 300~500cc로 끓여 반으로 줄어들면 나이에 맞추어 양을 조절하면서 하루 동안 여러 차례 나누어 먹인다.

■ **참고** : ① 물을 많이 마시면 '생맥산' 을 합방한다. 처방은 맥문동 8g, 인삼 · 오미자 각각 4g이다. ② 소변이 잦으면 '지백지황탕' 을 합방한다. 처방은 숙지황 16g, 산약 · 산수유 각각 8g, 백복령 · 목단피 · 택사 각각 6g, 지모 · 황백 각각 4g이다.

# 소아 당뇨병의 특징

### 소아 당뇨병에는 특징적인  체형이 있다

키는 약간 작고, 여윈 세장형이며, 가슴폭이 좁고 얇으며, 허리둘레나 엉덩이둘레가 작고, 특히 허리가 가냘프다. 피하지방과 근육의 발육이 일반적으로 부실하며 피부에 윤기가 없다.

### 소아 당뇨병에는 특징적인 증상이 있다

가장 초기 증상은 다음과 다뇨가 많다. 다뇨 증상의 일환으로 야뇨증이 나타난다. 소아 당뇨병에서는 다식보다 연령이 어릴수록 식욕부진이 많아 체중이 10~30% 정도 감소한다. 또 저혈압일 경우가 비교적 많으며, 내장하수로 피로와 전신 쇠약감이 심하다. 자율신경이 불안정하여 과민한 반응을 보인다. 그래서 떼를 잘 쓰고 신경질을 잘 부리며, 두통, 불안감, 숨막힘, 구역질, 대변 이상이 나타난다. 학교 성적도 떨어지고 생활 활동도 감소한다.

성인이 되면 과반수가 불면증을 호소한다. 또 세균성 질환에 대한 방어력이 약해지고, 기관지점막을 비롯하여 피부점막의 저항성이 약해지며 침출성 소질을 갖는 경우가 많다. 그래서 감기, 기관지염, 편도선염, 비염 등에 자주 걸리며 경과도 오래 끈다. 폐렴, 중이염이 잘 병발하며, 피부질환에도 잘 걸리고, 상처가 잘 아물지 않는다. 사춘기 여아에게서는 모닐리아성 질염이 가끔 나타난다.

### 소아 당뇨병에는 특징적 경향이 있다

비교적 당뇨의 병증이 중증으로 나타난다. 특히 성인과 달라서 증세의 경과가 매우 빠르다. 또한 인슐린 감수성이다. 인슐린 분비가 감소되고 작용능력이 감소됨에 따라 고혈당과 켄톤혈증이 나타나고 산독증에 빠진다. 산독증에 빠지면 구토, 다뇨, 탈수, 쿠스마울 호흡이 나타나며, 호흡할 때 아세톤 냄새가 난다. 또 혼수가 빈발한다.

한편 당뇨병과 마찬가지로 물을 많이 마시고 소변을 많이 보지만 식욕이 부진하며, 성장장애나 근력저하를 일으키고, 뼈의 발육이 좋지 않아 구루병과 같은 변화를 일으키기도 하며, 혈액이 산성으로 되는 경우가 있다. '원발성 신성산혈증(原發性腎性酸血症)' 이라고 한다. 신장으로부터 산의 배설이 선천적으로 장애가 되어 발생하는 것이다.

또한 소변에서 단풍시럽 같은 냄새가 나는 경우가 있다. 그래서 이 병을 '단풍당뇨병' 이라고 한다. 선천성 아미노산 대사이상증 중에서 가장 심한 경과를 보이는 질환 중 하나이다. 생후 일주일 이내에 경련을 일으키고 젖을 토하며, 근력이 저하되고 체중이 잘 늘지 않는다. 빠른 시기에 치료를 하지 않으면 감염증에 대한 저항력이 약해져서 대부분 생후 20개월 이내에 병발하여 사망한다.

# 20

# 소아 비만

표준체중보다 20% 이상 무거울 때, 키에 대한 몸무게가 97% 이상일 때, 또는 피하지방 측정기로 피부 두께를 측정하여 남자는 18.6mm 이상, 여자는 25.1mm 이상일 때를 소아 비만이라고 정의한다. 소아 비만은 최근 10년 동안 두 배로 늘었는데, 특히 표준체중의 150% 이상인 고도 비만 소아가 늘었다.

소아 비만은 유전적 성향이 아주 강하다. 부모 중 한쪽이 비만일 때 소아 비만의 확률은 50%이며, 부모 모두 비만일 때는 80%의 확률이 있다. 물론 호르몬 장애도 원인이 된다. 예를 들어 갑상선 기능저하, 쿠싱증후군, 부갑상선 기능저하증 등을 들 수 있다.

비만 중 지속형은 유아기 때부터 비만한 것으로 지방세포의 수와 크기

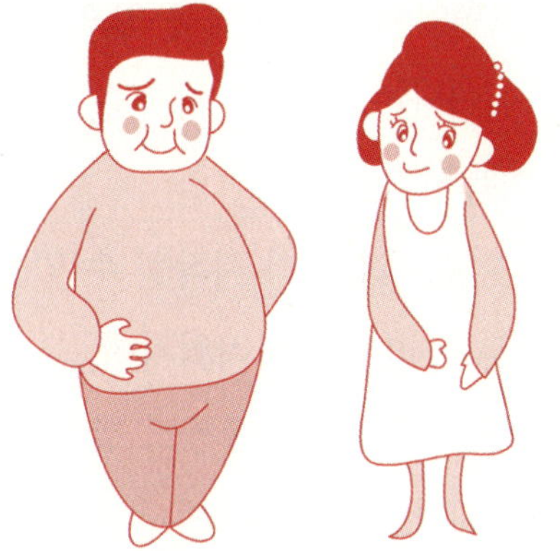

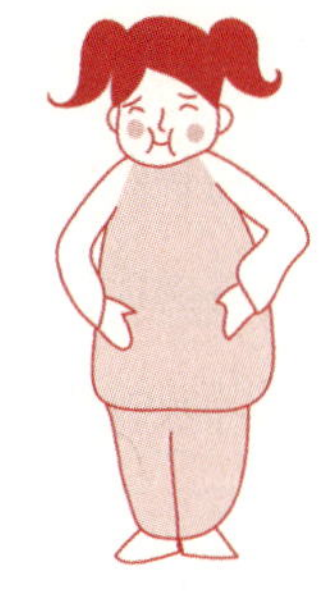


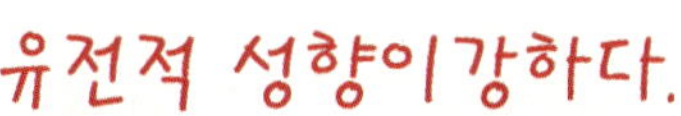


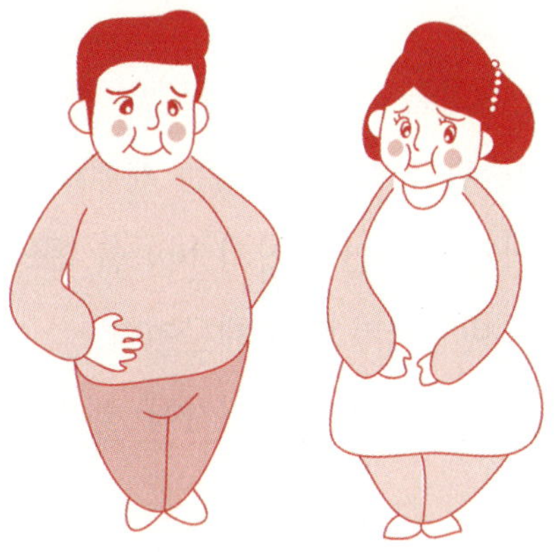


가 불어난 비만이다. 따라서 3세, 특히 6세를 넘어 약간의 비만이라고 느
낀다면, 이것은 이미 비만으로 진행된다는 것을 인식할 필요가 있다. 또
유아기 비만이 어른이 되어 비만증이 될 가능성은 80%이다. 소아 비만의
또 다른 원인은 과보호와 운동량의 감소를 들 수 있다.

소아 비만은 내분비 호르몬 장애의 유형에 따라 키가 작고 변비가 고착

되기도 하며, 혹은 멍이 잘 들고 고혈압이나 당뇨병을 일으키기도 한다. 또 기관지염, 폐렴, 간염 등이 잘 일어나며, 특히 고지혈증, 지방간, 심장질환 등 성인병이 조기에 발생할 가능성이 높다.

비만으로 인한 동맥경화는 아주 어린 시절부터 시작될 수 있는데, 계속 진행되어 중년층에 이르면 정상으로 돌이키기 어려워지며, 그 결과 중풍이나 심근경색 등을 일으킬 수 있다. 또 요통, 관절통도 잘 일으키고, 피부가 겹치는 부위에 트러블이 잘 생긴다. 코를 심하게 골며, 수면 무호흡증을 일으키기도 한다. 낮에도 계속 졸음이 오는 이른바 피크위크 증후군이 나타난다. 여아인 경우 사춘기가 빨라지며, 초경이 없거나 월경이 불규칙해진다.

소아 비만일 때는 항상 체중과 신장을 측정하여 비만의 추세를 관찰해야 한다. 식사를 제한하기보다 식습관을 바꾸어나가는 게 바람직하다. 특히 모유를 신생아 때부터 3개월까지 먹이면 유아기 비만을 예방할 수 있다. 모유보다 분유를 먹인 아이 중 비만아가 많기 때문이다.

처방으로는 기운이 없고 무기력하며 땀이 많은 '기허' 타입의 소아 비만에 '향사육군자탕'을 쓴다.

■ **처방** : 향부자 · 백출 · 복령 · 반하 · 진피 · 백두구 · 후박 각각 4g, 사인 · 인삼 · 목향 · 익지인 · 감초 각각 2g, 생강 3쪽, 대추 2개.

■ **제조 · 복용법** : 끓여서 나이에 맞추어 양을 조절하면서 하루에 여러 번 나누어 먹인다.

# 21

# 성장장애

성장은 유전적 요인이 크기 때문에 아빠 엄마의 키에 비례한다. 어린이가 얼마나 클지 예측하는 공식은 다음과 같다.

남자 어린이일 경우 : (아버지 키+어머니 키+13)÷2=어린이 예측 성장 키
여자 어린이일 경우 : (아버지 키+어머니 키−13)÷2=어린이 예측 성장 키

물론 어린이의 성장에 미치는 요소는 많다. 예를 들어 성장호르몬 부족이나 만성 질환(심장 질환, 신장 질환, 천식 등 만성적인 질환), 또는 섭생의 잘잘못에도 영향을 받는다(감기에 잘 걸리거나 스트레스를 많이 받을 때). 물론 영양상태(영양 결핍이나 영양의 불균형, 음식 과잉 섭취로 비만)도 성장에

관여한다.

성장을 도우려면 첫째, 성장호르몬을 많이 분비하게 해야 한다. 단백질 섭취량이 증가하는 경우 GH 분비가 증가하며, 지방 함유율이 많으면 성장호르몬 분비는 감소한다.

둘째, 근육이 약하면 키가 잘 크지 않으므로 적절한 운동을 하여 근력을 강화하고 성장판에 자극을 주는 것이 좋다.

셋째, 성장호르몬은 잠든 후 1~2시간에 많이 분비되어 성장에 도움을 준다. 저녁 10시 이후부터 성장호르몬이 많이 분비되므로, 일찍 자는 것이 좋으며 엎드려 자지 않도록 한다.

넷째, 심한 스트레스를 받으면 성장호르몬 분비가 절반 이상 줄어든다. 특히 잠들기 전 스트레스를 받지 않도록 해야 한다.

다섯째, 가슴은 펴고 엉덩이는 뒤로 빼지 않고 큰 걸음으로 걷는다는 기분으로 크게 걷는 것이 좋다.

여섯째, 비타민 D는 칼슘과 인을 뼈로부터의 용출과 뼈로의 침착을 조절해줌으로써 인체 내에서 이 두 가지 이온의 평형을 유지시킨다.

식이요법의 기본은 첫째, 성장기에는 아침식사를 거르지 말고, 규칙적인 식사를 하며, 편식을 하지 말아야 한다.

둘째, 단백질과 칼슘을 충분히 섭취하여 뼈와 근육의 발달을 도와줘야 한다.

셋째, 지방이나 탄수화물을 과잉 섭취하여 비만이 되지 않도록 균형 잡힌 식사를 하게 해야 한다.

홍화씨를 고소한 냄새가 날 때까지 볶은 다음 끓여 먹이거나 당귀차를 먹인다. 흑염소도 좋다. 흑염소에는 철분이 2.1mg, 비타민 E가 44mg이나 들어 있기 때문이다. 뼈째 먹는 생선, 해조류, 유제품, 표고버섯, 두부 및 모든 콩 종류가 다 좋다.

최근 통용되는 처방은 '성장탕'인데, 이 처방은 '육미지황탕', '사물탕', '사군자탕'을 기본으로 두충, 녹용, 녹각, 홍화, 우슬, 속단, 파고지, 구척 등의 한약재가 가미되어 주성분을 이루는 처방이다.

# 성장통

　성장통은 주로 3~10세 어린이, 특히 활동이 심한 남자아이에게서 자주 나타난다. 주로 종아리를 비롯해서 무릎 뒤나 대퇴부 앞 등에 통증이 잘 오는데, 좌우 대칭 혹은 좌우 번갈아가며 짧게는 수분에서 1시간 가량 아파한다. 통증은 대개 밤중이나 오후에 오며, 아침이나 움직일 때는 통증이 없는 것이 특징이다. 며칠에서 심지어 몇 달까지 통증을 호소하기도 하지만 매일 지속적인 통증이 오기보다는 간헐적으로 오는 것이 특징이며, 한동안 뜸했다가 재발하는 경우도 많다.

　성장통은 첫째, 신정(腎精)의 부조화에서 온다. 신정이 골수를 충실하게 하는 데 비해 전신적 성장발육이 미치지 못하기 때문이다. 둘째, 간혈(肝血) 부족에서 온다. 간혈이 근육을 자양하지 못하면 근육이 뼈의 성장속도에 못 미쳐 근육과 힘줄이 땅겨지기 때문이다. 셋째, 비습(脾濕)이 원인이다. 비장에 습이 고이면 근육이 뭉치고 사지가 무력해지며, 비만으로 체중부하가 많아지기 때문이다. 넷째, 기기(氣機) 실조가 원인이다. 기가 정상으로 운행되지 못하여 경락순환이 부진해지기 때문이다.

　따라서 성장통을 예방하기 위해서는 정혈(精血)을 보충하고 수분대사를 시키며, 기의 순환을 원활하게 해야 한다. 그러기 위해 식이요법과 유산소운동이 꼭 필요하다. 정혈을 보충하기 위해 녹용, 당귀, 구기자, 두충 등을 차로 끓여 먹이고, 수분대사와 기 순환을 위해 백출, 귤피, 모과 등을 끓여 먹이면 좋다. 특히 모과는 비복근(종아리근육)의 경직과 통증을 부드럽게 하며 완화시키는 데 좋다. 그밖에 단백질, 칼슘, 아연, 각종 비타민과 미네랄 등을 충분히 공급해주기 위해 식이요법과 함께 비타민제를 복용시키는 것도 도움이 된다. 그러나 인스턴트나 화학조미료가 많이 함유된 음식이나 청량음료, 각종 가공식품은 피하고, 특히 비만해지지 않도록 해야 한다.

또 운동은 무리하거나 강도가 강하면 근육 속의 글리코겐이 소모되어 근육피로가 가중되고 체지방 연소 효과는 낮아져서 성장통을 더욱 악화시킬 수 있다. 아래위로 뛰는 운동은 제한하고, 늦은 오후에는 운동을 피해야 한다.

그러나 다음 같은 증상이 있으면 성장통인지 아닌지 진료를 받아야 한다. 예를 들어 체중이 감소할 경우, 발열 · 오한이 있거나 코피가 잘 나고 멍이 잘 들 경우, 통증 부위의 피부색이 변할 경우, 사타구니 · 겨드랑이 · 귀밑 · 목 등에 림프 결절이 부은 경우, 류머티즘 가족력이 있는 경우, 아침 기상 때 관절이 뻣뻣하거나 낮에도 아프면서 오래갈 경우, 만지면 더 아파하거나 통증 부위가 붓는 경우, 감기 후 엉덩이 관절 부위에 통증이 오는 경우 등이다.

# 22

# 식품 알레르기 질환

어린이는 식품, 약물, 곤충 등에 알레르기를 잘 일으킨다. 여느 알레르기와 마찬가지로 식품 알레르기 역시 어릴 때부터 시작되며, 이런 알레르기를 잘 일으키는 어린이에게는 몇 가지 특징이 있다. 예를 들어 2~3세쯤부터 기관지천식을 앓거나 3~4세쯤부터 두드러기가 잘 나거나, 4세쯤부터 알레르기성 비염을 앓는 경우가 많다.

또 이런 어린이들은 아토피성 피부염의 경향도 갖고 있어서 자꾸 눈이나 코를 비빈다. 눈 언저리가 잘 붓거나 눈 밑이 검게 변색되기도 한다. 체내의 수분이 제대로 대사되지 못한 수독(水毒)의 증후이며, 코와 부비동의 점막 부종으로 인한 정맥 울혈 때문에 생긴 것이다.

여하간 식품 알레르기는 어떤 식품에 의해 발생하는 알레르기인데, 이런 식품을 항원성 식품이라고 한다. 대체로 우유, 달걀, 해산물(고등어, 꽁치, 새우, 게, 오징어 등), 곡류(옥수수, 땅콩, 완두콩, 대두 등), 카레, 초콜릿 등이다. 또한 개체 차이에 따라 참치, 정어리, 어묵, 소시지, 은행, 가지, 죽순, 우엉, 토란 등도 항원성 식품이 될 수 있다.

알레르기를 일으키면 복통, 구토, 설사를 주로 한다. 담마진이나 습진을 비롯해서 비염, 천식, 편두통, 혈관성 부종, 자반병 등을 일으키기도 한다. 이렇게 어린이에게 식품 알레르기가 많이 나타나는 것은 생후 몇 개월 동안 위장관의 분비성 면역 글로불린 A의 보호장벽의 발달이 느리기 때문이라고 한다.

식품 알레르기를 예방하려면 우선 항원성 식품을 피해야 한다. 식습관도 개선해야 하며, 생식을 비롯해서 찬 음식이나 자극성 음식도 피해야 한다. 또 약알칼리성 체액을 유지할 수 있도록 산성 음식보다 알칼리성 음식 섭취를 늘려야 한다.

그리고 평소에 감자녹말을 먹이는 것이 좋다. 날감자를 껍질과 눈을 깎아버리고 강판에 갈아 꼭 짜서 컵에 담아 놔두면 위에는 붉은 물이 뜨고 아래에는 감자의 앙금이 가라앉는데, 이때 윗물은 버리고 앙금만 먹인다. 중간 크기의 생감자 한 개를 갈아 얻은 앙금을 하루에 먹일 양으로 하여 아침 공복에 매일 먹인다. 나이에 따라 양을 조절한다.

만일 식품 알레르기를 일으켰을 때는 소엽(차조기)을 끓인 물이나 검정콩을 끓인 물을 보리차 대용으로 자주 먹인다.

식품 알레르기를 치료하는 처방으로는 '곽향정기산'이 좋다.

- **처방** : 곽향 6g, 소엽 4g, 백지 · 대복피 · 복령 · 후박 · 백출 · 진피 · 반하(약방문대로 지은 것) · 길경 · 감초(구운 것) 각각 2g, 생강 3쪽, 대추 2개.

- **제조 · 복용법** : 이상을 한 첩 양으로 하여 나이에 맞춰 하루에 1~2첩의 양을 먹인다.

# 이비인후과 질환

# 중이염

소아 급성 중이염은 '풍열'에 의한 감기 등에서 야기된 상기도 질환의 흔한 합병증으로 잘 온다. 바이러스나 세균성으로 잘 발병하는데, 이들에 의해 코 속이나 인두를 통해 이관염을 일으키고, 이것이 더 진행되어 중이강 안으로까지 파급되어 중이염을 일으킨다.

외이도를 통한 감염은 고막에 천공이 있는 경우에만 가능하다. 한의학에서는 흔히 태내에서 열독을 받은 경우나 간담(肝膽)의 울화(鬱火)에 의해서도 잘 발병한다고 보고 있다. 호발 연령은 6~24개월이다.

급성 중이염은 갑자기 고열과 오한이 나며 이통, 청력장애, 귀울림의 3대 증상이 나타난다. 약 70%에서 분비물이 관찰되며, 처음에는 물같이 깨끗하다가 점차 점액농성으로 변한다. 합병증으로 청력의 감소, 고막의 파열을 비롯해서 만성 중이염이나 미로염, 유양돌기염 등이 올 수 있다. 또 흔하지는 않지만 정맥동혈전이나 뇌막염 및 뇌농양 등을 일으킬 수도 있다. 그래서 정신이 혼미해지고, 지속적으로 구토하거나, 목이 뻣뻣해지기도 한다.

만성 중이염은 저항력이 약한 어린이나 아데노이드, 부비강이 좋지 못한 어린이가 잘 걸린다. 이루, 난청, 이명의 3대 주증세가 나타난다. 특히 '진주종' 이 형성된 경우에는 고약한 냄새가 나고 뼈 조직을 파괴하며, 안면신경관까지 파괴하여 안면신경 마비를 일으키거나, 수평반규관을 파괴하여 어지럼증이나 뇌막염을 일으키기도 한다. 허증(虛證)은 농액이 희박하고 잘 치료되지 않은 채 질질 끌며, 실증(實證)은 농액이 누렇고 끈적끈적하며 이통이 있다. 여하간 만성 중이염은 경과가 상당히 완만하며 난치병이다.

중이염을 예방하기 위해 감기에 걸리지 않게 하고, 항상 충분한 영양과 안정으로 혈허(血虛)나 기허(氣虛) 상태를 개선하며 체력을 향상시키는 것이 중요하다. 또 귀에 물이 들어가지 않게 하고, 너무 자주 너무 세게 귀를 후비지 말아야 한다. 분비물은 따뜻한 식염수와 붕산수 등으로 깨끗이 씻어낸다. 급성 중이염의 처방으로 '만형자산' 이 좋다. 누런 고름이 나오는 데 쓰는 처방인데, 만성 중이염에도 효과가 있다.

■ **처방** : 만형자 · 적복령 · 감국 · 맥문동 · 전호 · 생지황 · 상백피 · 적작약 · 목통 · 승마 · 감초 각각 2.8g, 생강 3쪽, 대추 2개.

■ **제조 · 복용법** : 물 300cc로 끓여 나이에 맞춰 1~2일간 나누어 먹인다.

# 24

# 알레르기성 비염

알레르기성 비염은 발작적으로 계속되는 재채기, 주체하지 못할 만큼 흘러내리는 물 같은 콧물, 코 속이 찍찍거리면서 숨쉬기 갑갑할 정도의 코 막힘의 3대 증상을 특징으로 하는 질병이다.

알레르기성 결막염을 동반하는 경우도 매우 흔하다. 보통의 결막염이라면 누런 눈곱이 끼지만 알레르기성 비염을 동반한 결막염일 때는 눈곱이 흰 것이 다르다.

알레르기성 비염을 잘 일으키는 어린이는 외형적으로 몇 가지 특징을 지니고 있다. 예를 들어 눈 주위가 검다. 귀 밑으로 경부(목)를 훑어내리면 림프선이 부은 것을 촉지할 수 있다. 피부는 아토피성 경향을 띠며, 뿌옇게 살비듬이 잘 일고 긁으면 벌겋게 줄이 생긴다. 흉골이 불거진 새가슴에 늑골이 예각을 이루고 있다.

그리고 머리가 잘 아프다 하고, 쉽게 피로해하며 늘 졸려 하고 짜증을 잘 낸다. 걸핏하면 배가 아프다고 하며, 설사가 잦거나 변이 시원치 않다. 소변도 찔끔찔끔 자주 보며, 때로 야뇨증 경력이 있거나 그런 증상이 현재도 있는 경우가 많다. 또한 이유 없이 다리가 잘 아프다고 호소하는 경우가 많다.

알레르기성 비염을 예방하기 위해서는 첫째, 당분을 과잉 섭취하지 말아야 하고, 채소와 해조류를 충분히 배합한 균형 있는 식사가 되도록 해야 한다. 둘째, 피부를 자주 건포 마찰한다.

한편 예방과 치료에는 지압도 효과적이므로 양쪽 콧방울 바로 옆에 있는 '영향(콧방울 양 옆) 경혈'을 자주 지압하고, '천주(뒷머리의 머리카락이 시작되는 부위의 홈이 파인 중앙선에서 좌우로 3cm 양 옆으로 움푹 들어가는 곳) 경혈', '풍지(귀 뒤에서 뒷머리 쪽으로 엄지손가락 손톱만큼 둥근 돌기에서 뒷머리카락이 있는 쪽으로 움푹 파인 곳) 경혈'을 자주 마사지해준다.

또 창이자(도꼬마리씨)를 엷은 다갈색이 되도록 프라이팬에 볶아 끓여 먹이거나, 가루 내어 먹인다. 역시 나이에 맞게 양을 조절하여 먹인다. 혹은 창이자의 잎을 끓여 차처럼 수시로 나누어 먹여도 좋다.

알레르기성 비염의 대표적인 처방은 '여택통기탕'이다. 이 처방은 식독(食毒), 수독(水毒), 혈독(血毒)이 알레르기성 질환을 유발하거나 악화시킨 경우에 특히 효과가 있다.

■ **처방** : 강활 · 독활 · 방풍 · 갈근 · 창출 · 승마 · 총백 각각 3g, 마황 ·

천초 · 백지 각각 1.2g, 자감초 2g, 생강 3쪽, 대추 2개.

■ **제조 · 복용법** : 이상을 한 첩 분량으로 하여, 소아의 경우는 하루에 한 첩 분량을 재탕까지 해서 3회 분복시키되 나이에 알맞게 양을 조절하여 나누어 먹인다.

# 25

# 축농증

축농증의 정확한 병명은 '부비강염'이며, 한의학에서는 '비연(鼻淵)'이라 하고 혹은 '뇌루(腦漏)'라고도 한다. 《동의보감》에서 비연은 "탁한 콧물이 흘러내리는 것"이라 했고, 뇌루는 "코 속에 항상 냄새 나는 누런 콧물이 흘러 심한 경우에는 뇌통까지 생긴다"라고 했다.

흔히 급성 비염일 때 함께 침범되지만 포도상구균, 연쇄상구균, 폐렴균, 인플루엔자균 등 어떤 균에 의한 상기도 감염일 때도 침범될 수 있으며, 가끔은 상기도 감염이 사라진 후에 2차적인 세균 감염으로 축농증이 지속되기도 한다. 혹은 충치나 상부중격만곡증, 비갑개의 비대 등이 축농증을 조장할 수 있으며, 수영이나 외상 또는 과민반응이나 영양 결핍 등도 원인이 될 수 있다.

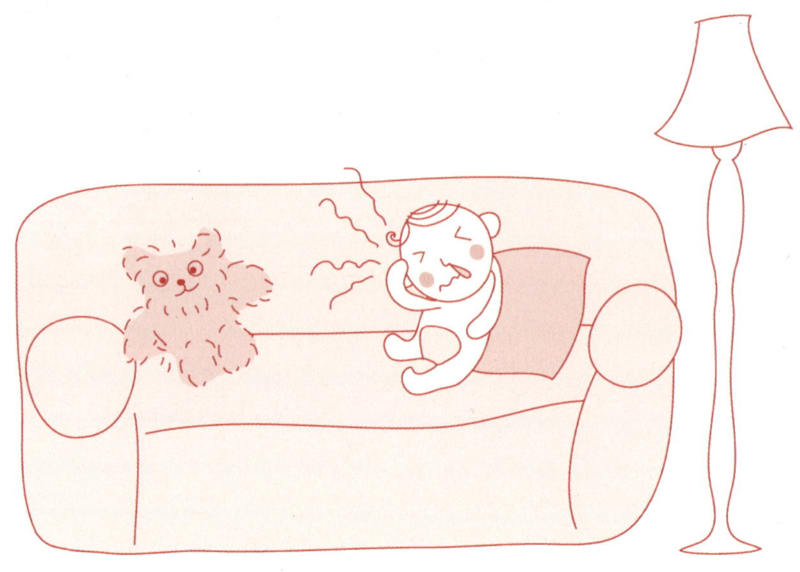

예전에는 염증으로 부비강 안에 고름이 괴는 것이라 했지만, 실제로는 고름이 없는 카타르성도 있다. 축농증은 상악동, 사골동, 전두동, 접형골동의 순서로 침범이 잘 된다.

축농증이 있으면 코가 막힌다. 그래서 콧소리를 낸다. 비중격만곡이나 비후성 비염이 있으면 더 심해진다. 또 콧물이 목으로 넘어간다. 고름처럼 진득한 콧물일 경우가 많다. 비후성 비염일 경우는 점액성 콧물의 양이 많아지고, 코 속에 괴어 흘러내려 목으로 넘어가 자주 뱉는 습관이 생긴다. 그리고 냄새 맡기가 힘들며 머리가 무겁다. 특히 고개를 숙이면 두통이 더 심해지고, 눈 끝 둘레가 심하게 아파온다. 코도 곤다. 또 괜히 우울해지고 집중력이 떨어지며 기억력도 감퇴된다.

우선 실내온도와 습도를 적절히 조절해야 한다. 특히 실내와 실외 온도

차이가 크면 축농증이 악화될 수 있으므로 주의해야 한다. 아울러 항상 콧대의 양옆을 마찰해주어 코의 안팎을 모두 따뜻하게 해주면 좋다. 특히 '영향 경혈'을 자주 지압해준다.

식사는 단백질이나 비타민 등을 균형 있게 섭취하도록 한다. 특히 채소와 해조류를 충분히 먹어야 한다. 그러나 당분의 과잉 섭취는 축농증을 악화시키는 요인으로 작용한다.

처방 중 체력이 보통이며 피부가 검고 손발에 땀이 많은 경우, 코가 막히고 숨쉬기 어려운 경우에는 '형개연교탕'이 좋다.

- **처방** : 당귀 · 작약 · 천궁 · 지황 · 황련 · 황금 · 황백 · 치자 · 연교 · 방풍 · 박하 · 형개 · 감초 각각 1.5g, 시호 · 백지 · 길경 각각 2g.
- **제조 · 복용법** : 이상의 약재를 한 첩 분량으로 하여 끓여서 나이에 맞춰 알맞게 양을 조절하여 나누어 먹인다.

# 26

# 편도선염

편도선은 인두(咽頭)의 입구를 둘러감듯이 존재하는 림프선 조직이다. 인두편도, 구개편도, 설편도, 이관편도의 4개가 고리 모양으로 연결되어 있기 때문에 이를 '림프성 인두륜(咽頭輪, Waldeyer ring)' 이라고 총칭한다. 편도는 10~12세 때 최대로 증식했다가 16~17세 후부터 차차 작아진다. 편도는 호흡기 감염을 방어하며 면역 글로불린을 형성하는 중요한 역할을 한다.

한의학에서는 편도선염을 '유아(乳蛾)' 라고 하는데, 한쪽만 아픈 것을 '단유아(單乳蛾)' 라 하고, 양쪽 모두 아픈 것을 '쌍유아(雙乳蛾)' 라 한다. 편도선염에는 급성과 만성이 있으며 급성에는 여포성, 선와성이 있다. 증상은 대략 같다.

폐경(肺經)에 열이 왕성할 때 풍사가 침입해서 생기는 것으로 본다. 먼저 고열과 오한이 나고, 전신 권태나 인후통을 비롯해서 두통, 사지통, 이통 등이 있으며, 편도나 인두는 벌겋게 붓고 황백색 반점이 편도의 표면에 나타나면서 삼출물이 보이고, 인두 건조감을 느끼면서 연하곤란과 언어장애가 오며, 목의 림프가 종창하기도 한다. 염증이 주위 조직으로 확대되면 편도주위농양, 인후농양, 급성 후두기관지염, 급성 중이염, 급성 신염, 급성 심근염 등을 일으킬 수 있다.

만성의 원인으로는 음허내열(陰虛內熱)을 꼽는데, 인후 질환 가운데 흔한 것이며, 편도는 비대해지거나 혹은 위축되기도 한다. 대개 증세를 모르고 지내는 경우가 많으나 반복적인 인두통, 이물감, 구취, 기침, 연하장애, 호흡곤란 등이 있을 수 있다. 때로 피로권태, 두통 및 관절이나 심장, 신장 등에 감염을 일으킬 수도 있다. 심할 때는 백색 또는 노란색의 분비물이 흘러나와 악취를 풍기기도 한다.

편도선염이 반복적으로 심하다 해도 절제수술은 가능하면 4~5세까지는 하지 않는 것이 좋다. 편도선염을 예방하려면 '풍한'에 손상되지 않도록 보온을 잘 하고, 자주 소금물로 구강을 씻어주는 것이 좋다.

인후통이 심하면 유동식으로 하고 수분을 충분히 취하도록 한다. 또 검은콩과 감초를 함께 달여 차처럼 수시로 목을 축이듯이 먹인다. 새우젓을 씻지 말고 꼭 짜서 프라이팬에서 까맣게 태워 곱게 가루 낸 후 스트로로 환부에 뿌려준다.

급성 편도선염의 처방으로는 '감길탕'이 좋다.

■**처방** : 길경 10g, 감초 6g.

■**제조 · 복용법** : 물 300cc로 끓여 반으로 줄어들면 나이에 알맞게 양
을 조절하면서 하루 동안 여러 차례 나누어 먹인다.

# 7장

# 그밖의 질환

# 철 결핍성 빈혈

빈혈은 적혈구 또는 적혈구가 가지고 있는 헤모글로빈(혈색소)의 부족 상태를 말한다. 일반적으로 6개월에서 6세까지는 헤모글로빈이 11gm/dl 이하일 때, 6~14세의 여자는 12 이하, 남자는 13 이하이면 빈혈이라고 한다.

소아 빈혈 중 철 결핍성 빈혈은 어린이에게서 많이 볼 수 있는 빈혈로 생후 6개월에서 2년 사이에 많이 발생하는 질병이다. 철분이 결핍되어 그것을 재료로 하는 헤모글로빈이 충분히 공급되지 않기 때문에 일어나는 빈혈이다. 선천적으로 철분이 부족한 경우도 있지만 편식하거나 철분의 흡수를 방해하는 음식물을 많이 먹거나, 혹은 철분·비타민 $B_{12}$·엽산 등이 부족한 음식물을 섭취함으로써 일어나는 경우가 많다. 또 체질적으로

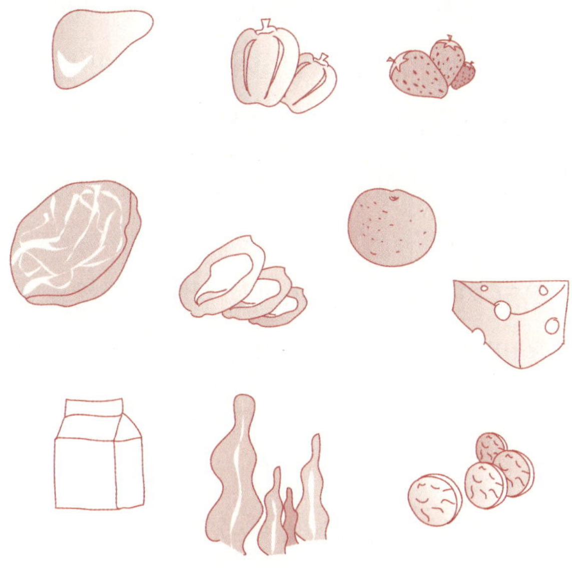

위장의 무산증, 장의 흡수장애 또는 만성 출혈의 지속 등도 원인이 될 수 있다. 혹은 출혈성 질환으로 올 수도 있다.

대체로 몸이 나른해진다. 피부나 점막이 창백해지며, 어지럽고 귀울림이 생기기도 한다. 입 안과 인후가 잘 헐고, 혀가 미끈미끈해진다. 손톱이 평평해지거나 숟가락 모양으로 뒤로 굽어진다. 연령이 낮은 어린이는 감염증이 합병되기 쉬우며, 이의 반복으로 중증에 빠지는 경우도 있다.

빈혈이 심하면 철분제를 2~3개월 복용시키는 것이 좋다. 빈혈이 그리 심하지 않으면 철분이 많이 함유되어 있는 동물성 식품을 3~6개월간 집중적으로 먹인다. 동물의 간이 가장 좋다.

비타민 C는 철분의 흡수를 촉진하므로 철분식품을 먹일 때는 비타민 C를 함유한 식품과 함께 먹이도록 한다. 예를 들어 키위, 피망, 컬리플라워, 파슬리, 자몽, 오렌지, 브로콜리, 딸기 등에 특히 비타민 C가 많이 들어 있다. 또 비타민 $B_{12}$는 적혈구를 만들거나 재생하여 빈혈을 막는다. 육류, 대합, 생굴, 해조류, 치즈 등에 많이 함유되어 있다. 엽산도 빈혈을 예방하는 비타민 종류이다. 달걀노른자, 우유, 두류, 호두 등에 많이 함유되어 있다.

빈혈에는 '경옥고'가 좋다. 실험적 만성 실혈성 빈혈을 일으킨 동물에게 일정 기간 먹이면 적혈구와 혈색소가 증가되며 체중이 증가하는 것이 밝혀졌다.

■ **처방** : 생지황 9,500g, 인삼 900g, 백복령 1,800g, 꿀 6,000g.

■ **제조 · 복용법** : 제조법은 어려우므로 여기서는 생략한다. 시판하는 '경옥고'를 구입하여 먹이도록 한다.

# 28 습진

습진은 일종의 염증성 피부병이다. 특히 5세 이하의 어린이에게 주로 나타나는 습진을 '소아 습진'이라고 하며, 대개 아토피성 피부염 증세로 인해 나타난다. 본래 습열이 성한 체질인데다 외부로부터 풍기, 습기, 열기를 받아 이들이 피부에 머물러 쌓여 발생한다. 혹은 혈허로 인해 풍(風)과 조(燥)가 생겨 피부를 자양하지 못해 생기기도 한다.

소아 습진은 형태가 다양하다. 전신에 올 수 있지만 지방이 많이 분비되는 부위가 더 심할 수 있다. 특히 얼굴, 귀 뒤, 팔다리 굴곡 부위, 외생식기에 호발한다. 반복해서 발작하며 가려움증이 심한 것이 특징이다. 땀이 나면 가려움증과 습진이 심해진다. 또 밤이 되면 가려움증이 심해져서 숙면을 취할 수 없고, 이로 인해 신경이 예민해지고 성격도 급해져 짜증을 자주 내며, 주의집중력이 떨어질 수도 있다.

급성과 만성이 있다. 급성일 때는 바늘 끝 크기의 작은 수포가 생기고 분비물이 흐르며 딱지가 앉거나 비늘이 덮기도 하면서 테두리가 분명치 않게 퍼지고 대칭적으로 발생한다. 만성일 때는 급성 습진과 전혀 달라서 수포나 분비물 등이 나타나지 않으며, 대신 테두리가 뚜렷하게 피부가 건조해지고 두꺼워지며, 이끼가 낀 듯하고 색소 변화가 일어나며 가렵다. 살갗이 터지고 갈라진 경우에는 통증까지 느낀다.

어린이가 심리적인 불안, 분노, 좌절 등의 감정을 가진다면 증상이 더욱 악화될 수 있으므로 정서적으로 안정되도록 도와주어야 한다. 가려움증으로 피부 손상이 오고 손상 부위의 세균 감염이 반복되기 쉬우므로 어린이의 손톱을 짧게 깎아줘야 한다.

급성 습진일 때는 해열·소염작용이 강한 오이가 좋다. 어슷하게 썰어 둥굴레의 새싹과 줄기를 함께 넣어 무쳐 먹이면 좋다. 외용으로는 황백(황벽나무) 가루가 좋다. 1회에 쓸 양을 3등분하여 3분의 1은 검게 태우고, 3분의 1은 갈색이 되도록 볶고, 3분의 1은 생것 그대로 하여 함께 잘 섞은 다음 동백기름으로 되직하게 개어 환부에 하루에 두 번씩 발라준다. 동백기름이 훨씬 좋지만 구하기 어려울 때는 참기름으로 대신한다.

만성 습진일 때는 참깨가 좋다. 참깨에는 리놀레산과 비타민 E가 많고 피부의 건조를 막아주며 습진에 대한 저항력을 키워준다. 참깨와 현미를 함께 물에 불린 다음 냄비에 넣고 푹 끓여 수시로 먹인다. 고소하여 어린이가 잘 먹는다. 외용으로는 난유(달걀노른자 기름)가 좋으므로 자주 발라준다.

# 두드러기

두드러기는 '피부에 갑자기 국한성의 발적과 부종을 형성했다가 대개 몇 시간 지나면 사라지는 일과성 질환'으로 정의한다. 흔히 '담마진(蕁麻疹)'이라 하는데, 이 용어는 일본식 표현이다. '담마'는 심마(蕁麻, 쐐기풀)를 뜻하는데, 쐐기풀 등의 식물에 접촉했을 때 두드러기가 잘 생기기 때문에 붙여진 이름이다. 한의학에서는 '은진(癮疹)'이라고 한다.

두드러기는 반복되는 기간에 따라 급성과 만성으로 나뉜다. 1개월 이상 계속되는 경우를 만성이라고 한다. 두드러기는 기관지천식이나 알레르기성 비염 등에 수반하여 생기기도 하지만, 주요 발병 원인에 따라 식사성 두드러기, 약제성 두드러기, 물리적 두드러기, 콜린성 두드러기, 심인성 두드러기 등으로 분류한다.

식사성은 생선이나 게 또는 유제품 등에서 잘 오며, 약제성은 약진이라 하고, 물리적 인자로는 온열·한냉·일광 등의 자극을 말한다. 콜린성은 운동이나 목욕 등 발한자극에 의해 발생하는 것으로 심한 가려움증을 동반하는 것이 특징이다. 혹은 화끈거리며, 혹은 찌르는 듯 아프고, 혹은 개미가 기어가는 듯 느껴진다.

두드러기는 갑자기 발생했다가 빠른 속도로 사라지며 하루에도 여러 차례 나타나는 경우가 있다. 크기는 쌀알 크기부터 크게 뭉쳐서 나는 등 다양하며, 색깔은 엷은 홍색을 띠거나 창백하고, 사라진 후에는 흔적이 남지 않는다. 단, 긁으면 벌겋게 흔적이 남는다. 때로 호흡기 증상(호흡곤란, 천식 발작 등), 위장 증상(구역, 복통, 설사 등)을 수반하는 경우도 있다.

비타민 C를 충분히 공급하는 것이 좋다. 또 비타민 $B_1$, $B_{12}$ 및 칼슘 함량이 많은 식품을 먹인다. 식사성이나 약제성일 때는 곽향차나 밤 껍질을 끓인 물을 자주 먹인다. 생선이나 게를 먹고 생겼을 때는 소엽을 끓여 먹이고, 육류를 먹고 생겼을 때는 산사육을 끓여 먹인다.

콜린성일 때는 통밀차를 자주 먹이고, 온열성일 때는 생지황을 짠 생즙을 먹이며, 한냉성일 때는 형개(정가 풀)를 끓여 먹인다.

처방으로는 '청기산' 등이 좋다. 이 처방은 '형방패독산'의 가미방이다.

- **■ 처방** : 인삼·시호·전호·강활·독활·지각·길경·천궁·적복령·감초·형개·방풍·천마·박하·선퇴 각각 4g, 박하 소량, 생강 3쪽.
- **■ 제조·복용법** : 이상을 1첩 양으로 하여, 재탕까지 해 나이에 맞춰 양을 조절하면서 1~2일 동안 나누어 먹인다.

# 연소성 류머티즘성 관절염

류머티즘은 운동성 관절에 반복해서 발생하는 비화농성 염증을 주요 특징으로 하는 자가면역 질환의 일종이며, 만성의 전신성 질환이다. 따라서 전신 질환의 부분 증세 중 하나로 관절에 현저한 증세가 나타나는 것뿐이다.

특히 류머티즘 중 15세 이하의 소아에게서 최소 6주 이상 지속되는 관절염이 류머티즘과 같은 특징을 보이면서 하나 이상의 관절에서 나타날 때 이를 연소성 '류머티즘성 관절염(JRA)'이라고 한다. 특히 5세 이하에서 많이 나타나고, 남아보다 여아에게서 1.5배 많이 나타난다.

여기에는 여러 유형이 있다. 전신형, 다관절형 및 연소성 류머티즘성 관절염에서 가장 흔한 소수관절형이 그것이다. 또 발병 부위를 근거로 4

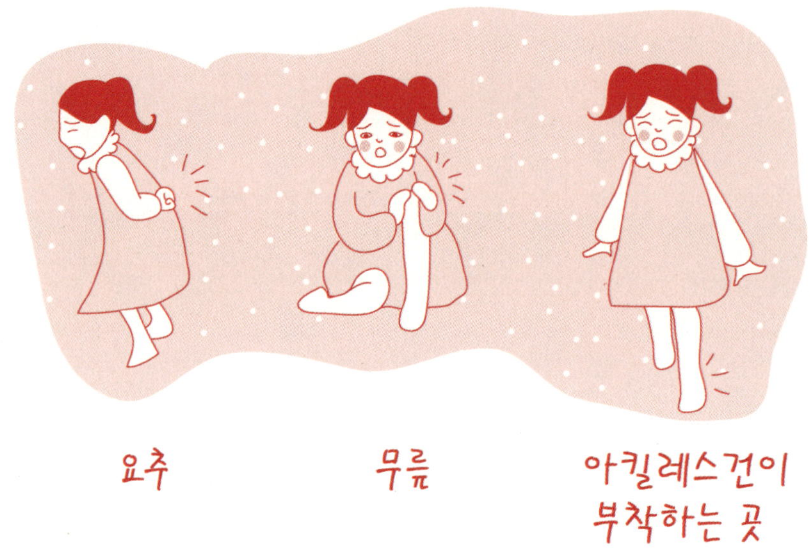



가지 유형으로 분류한다.

첫째, 중추형으로 요추, 고관절, 무릎 등에 병변이 확산되어 운동에 제한을 받고 기형이 일어나며 뼈가 강직한다. 둘째, 주위형으로 작은 관절에 대칭성을 띠며 변형과 위축이 나타난다. 때로 큰 관절까지 파급된다. 셋째, 혼합형으로 크고 작은 관절이 모두 영향을 받지만 뼈의 강직이 일어나는 일은 드물다. 넷째, 골염형으로 아킬레스건이 부착하는 곳 등에 호발하여 벌겋게 붓고 아프며 보행이 곤란해진다.

이 병은 발병 초기부터 전신 증세를 수반하는 것이 특징이다. 피로하며, 특히 오후에 피로가 심하다. 발열·오한하며 땀을 많이 흘린다. 어지럽고 머리가 띵하거나 아프다. 입이 마르거나 식욕이 부진하다.

따라서 환부에만 집착하지 말고 전신 건강관리에 중점을 두어야 한다.

안정이 중요하다. 특히 미열이 있는 경우에는 절대적 안정이 꼭 필요하다. 충분한 수면을 취하고, 지나친 운동과 과로를 피하며, 장시간의 목욕도 금해야 한다.

동물성 단백질이나 지방질의 과식을 피하고, 산성 식품과 고량진미를 피하며, 될수록 채소류나 해조류에 중점을 두고, 칼슘과 비타민도 충분히 섭취하도록 해야 한다.

한의학에서는 풍열(風熱), 습냉(濕冷), 담어(痰瘀)의 3가지 유형으로 나누어 대책을 세운다. '풍열'일 때는 관절이 붓고 아프며 환부에 열감이 있다. 율무나 팥 등을 많이 먹인다. '습냉'일 때는 큰 관절이 변형되고 통증이 무척 심하다. 독활(따두릅나무)을 끓여 자주 먹인다.

'담어'일 때는 체액과 혈액이 탁해진 것으로 관절이 붓고 청자색을 띠며, 변형을 일으켜 굴신하기 어렵고, 만지면 통증이 더 심해진다. 특히 밤이면 더 아프다. 홍화와 몰약가루를 각각 2g씩 뜨거운 물에 우려내어 조금씩 나누어 먹인다.

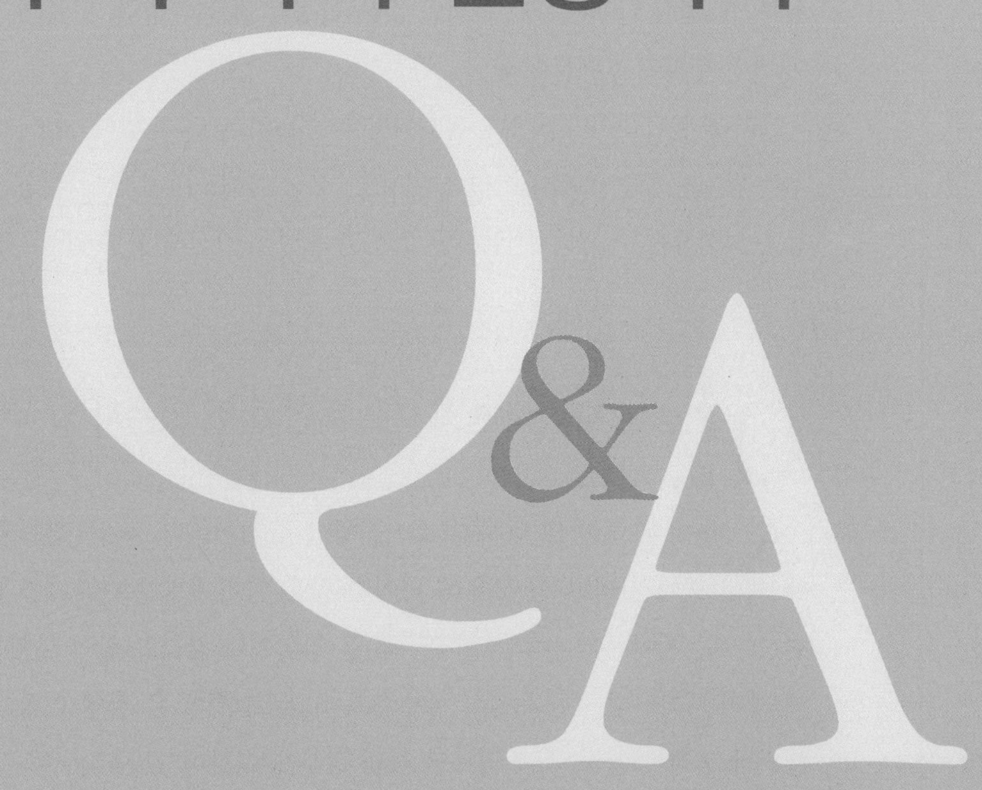
부모님이
가장 궁금해하는
우리 아이 건강백과
Q&A

# Q1 아기가 흰 멍울이 섞인 변을 보는데 괜찮은가요?

**A** 아기 변에 흰 멍울이 섞여 나오는 것은 아기가 지방을 잘 소화했다는 것이므로 걱정하지 않아도 된다. 모유를 먹는 아기 변에 때로 흰색의 알갱이가 섞이며 요구르트 같은 냄새가 나거나, 혹은 우유를 먹는 아기 변이 새하얗고 자잘한 알갱이가 섞인 황토색으로 시큼한 냄새가 나거나, 녹황색이 섞인 것 같은 색의 알갱이가 있는 것은 모두 걱정하지 않아도 된다. 또 변이 황색, 녹색, 쑥색인 것은 걱정할 필요가 없다. 담즙의 색깔이 반영된 것이기 때문이다.

그러나 빨간색이라면 장중첩증이나 식중독의 우려가 있다. 흰색의 경우는 담도폐쇄증, 로타바이러스 위장염, 장관 아데노바이러스, 췌장 질환 등을 의심해볼 수 있다. 검은색은 소화관 출혈을 의심해볼 수 있다.

# Q2 아기의 대변 색으로 어떤 병이 있는지 알 수 있나요?

**A** '녹색 과립변'의 90%가 소화불량에서 기인한다. 혹은 경기를 할 때 이런 변이 나타난다. 모유를 먹이지 않는 아기에게서 나타나면 병적 현상이다. '생똥(순두부처럼 보이는 변)'은 장염이나 감기로 장이 나빠졌을 때 많이 나타난다. '곱똥(곱이 껴서 끈적거리는 점액변)'은 장의 이상이다. 분변과 점액이 반씩 섞여 있으면 장의 상부에 이상이 있는 것이며, 장염일 때는 코 같은 것이 없이 끈적끈적하기만 하다.

'피똥(혈변)'은 세균성 장염일 때 볼 수 있다. 특히 장중첩증일 때는 토마토케첩 같아 보이며, 상부 소화기 출혈일 때는 아스팔트 녹은 것과 같이 검고 찐득거린다. '염소똥'은 먹는 양이나 섬유질 부족에 따라 좌우된다. 쌀뜨물처럼 뿌연 변은 가성 콜레라(로타바이러스성 장염)일 때 많이 나타난다.

## Q3 아기 변비 중에서 어떨 때가 안 좋은 건가요?

**A** 변비가 있으면서 토하려 하고 칭얼거리며 안색이 나쁠 때, 가스가 찬 듯 배가 빵빵하고 아파서 울 때, 식욕이 없으며 먹거나 마신 뒤 곧바로 토할 때, 변을 잘 보던 아기가 갑자기 변을 못 보며 기운 없이 축 늘어질 때, 3일 이상 변을 보지 못하고 관장을 하면 질척한 진흙 같은 변을 볼 때는 안 좋은 것이다. 의사의 지시를 따라야 한다.

참고로 아기 변비에는 요구르트나 우유를 많이 먹이지 않도록 하고, 아이스크림, 치즈, 감, 삶은 당근 등도 좋지 않다. 우유에는 섬유질이 거의 없기 때문이며, 당근에는 식물성 섬유가 풍부하지만 삶는 것보다 생것이 더 좋다. 하루 섬유질 섭취 권장량은 '어린이의 나이+5g'이다. 예를 들어 5세인 경우에는 10g, 8세인 경우에는 13g이 된다.

# Q4 설사의 색과 형태로 아기의 병을 가려낼 수 있나요?

**A** 급성 위장염일 때는 설사하기 전에 소화가 되지 않거나 배가 무지근하다가 부글부글 끓으면서 물 같은 변이 급히 나오는데, 한두 번 설사를 하고 멎는 경우가 많다. 장염에 의한 설사일 때는 코 같은 것이 섞인 변을 본다.

급성 소장염일 때는 배꼽 주위가 아프면서 대변을 아침 일찍 누는데, 첫 대변은 좀 굳으나 다음 것은 물기가 많고 대변의 색이 벌겋다. 급성 대장염은 주로 왼쪽 아랫배가 아프고, 적은 양의 변을 여러 번 자주 누며, 때때로 피와 농이 섞이고 변을 본 다음에도 뒤가 무지근한 느낌이 남는다. 세균성 설사나 출혈성 대장염일 때는 아주 적은 양의 혈액 덩어리와 점액이 섞인 설사를 하고, 토하거나 열이 나며 기분이 나빠진다.

장중첩증일 때는 토마토케첩 같은 변을 보며 구토를 동반하기도 한다. 로타바이러스성 질환일 때는 쌀뜨물처럼 하얀 변을 설사한다. 위나 십이지장 출혈일 때는 콜타르처럼 검은색 변 혹은 피가 섞인 변을 설사한다. 간염이나 담도질환일 때는 회백색으로 보통 묽기의 변을 본다.

# Q5 아기가 설사하는데 어떨 때가 안 좋은가요?

**A** 심한 설사를 하루에 15회 이상 계속하고 양이 많을 때, 변에서 쉰내나 악취가 날 때, 토하고 열이 있으며 기분이 안 좋고 축 늘어질 때, 설사

를 해도 잘 놀고 기분 좋던 아기가 갑자기 축 늘어지며 기분이 나빠질 때, 꾸벅꾸벅 졸고 온몸이 나른해 보일 때, 눈이 움푹 패고 울어도 눈물이 나오지 않을 때, 입술과 혀가 바싹 마르고 손바닥·발바닥이 거칠해졌을 때, 소변의 양과 횟수가 현저히 줄었거나 8시간 이상 소변을 안 볼 때, 설사하는 변의 색깔이 안 좋을 때(토마토케첩처럼 붉고 걸쭉한 변, 혈액 덩어리와 점액이 섞인 변, 회백색이거나 쌀뜨물같이 하얀 변, 콜타르처럼 검은색 변 등을 볼 때), 체중의 15% 이상이 빠질 때는 의사의 지시를 따라야 한다.

## Q6 아기의 소변이 너무 맑다면 어디가 안 좋은 건가요?

**A** 소변이 너무 맑다 못해 맹물 같으면 신양허증(腎陽虛證)일 수 있다. 열 에너지원이 부족한 병증이다. 이 경우에는 몸이 냉하며, 기운이 없고 숨이 차며, 내쉬는 숨보다 들이쉬는 숨이 적다. 목소리가 기어들 듯 약하고, 움직이면 숨찬 증상이 더 심해지면서 땀까지 흐른다. 증상이 오래되면 몸이 여윈다.

특히 소변이 너무 맑거나 심하면 소변에 거품 같은 게 일기도 한다. 소변이 잦고 배뇨 후에도 깨끗하게 끝나지 않은 듯 뒤끝이 무지근하며 소변 양이 적어서 항상 찔끔거린다. 심하면 소변을 참지 못해 지리거나 야뇨증이 온다. 머리가 맑지 못하고 멍하며 기억력도 떨어진다.

참고로 소변이 붉고 진하며 양이 적고 지린내가 심한 경우는 신음허증(腎陰虛證)에서 흔히 볼 수 있다. 어지럽고 안화증(비문증)이 있으며, 깊은 잠을 이루지 못하고, 건망증이 심해져 잘 잊어버리며, 종아리 근육이 딴 딴해지면서 아파한다.

# Q7 '아나필락시스양 자반병' 이란 어떤 병인가요?

**A** 2~8세의 영유아에게서 봄과 가을에 흔히 볼 수 있는 자반병이다. 모세혈관 및 세동맥의 혈관염으로 인해서 오는 전신성 혈관장애이며, 알레르기성 질환이다. 피부 증상, 위장 증상, 관절 증상, 신장 증상을 동반하는 질환이다.

피부 증상으로는 처음엔 두드러기 모양의 발진이 생겨서 붉은 자반으로 변하고, 이것이 퇴색하여 적갈색을 띤다. 주로 엉덩이, 다리의 뒷부분, 팔다리의 앞부분에 분포한다. 위장 증상으로는 배꼽 주위로 심한 산통을 느껴 괴로워하며, 구토와 하혈이 있을 수 있다. 관절 증상으로는 관절에 통증이 생기고 붓는다. 특히 무릎과 발목에 나타난다. 신장 증상으로는 혈뇨, 단백뇨 등이 보인다. 예후는 신장의 침범 정도가 중요하다.

# Q8 '가와사키병' 이란 어떤 병인가요?

**A** 가와사키병은 '급성 열성 피부점막림프절 증후군' 이다. 5세 이하의 영유아에게 호발하는 급성·열성의 발진성 질환인데 바이러스 감염

질환으로 의심될 뿐 원인을 확실히 모르는 상태이다.

다음 6개 항목의 증상 중 5개만 있어도 이 질환으로 의심한다. ① 원인 불명의 열이 5일 이상 계속된다. ② 사지 말단이 딱딱하게 붓고 손바닥·발바닥에 홍반이 생길 경우, 또는 회복기에 손가락·발가락 끝에 막처럼 낙설이 생긴다. ③ 수포, 가피를 형성하지 않는 비전형적인 발진이 몸통에 많이 생긴다. ④ 양측 안구결막이 충혈된다. ⑤ 구순의 건조 및 홍조, 딸기 모양의 혀, 구강 인두점막의 미만성 발적이 생긴다. ⑥ 급성기에 1.5cm 이상의 비화농성 경부림프절 종창이 생긴다.

# Q9 '뇌성마비'란 어떤 병인가요?

**A** 《한방소아과》의 정의에 의하면, 뇌성마비는 출생 전, 출생 시, 출생 후 뇌의 발육기간 중에 두개강 내에 발생한 선천성 기형 손상, 또는 중추 신경 질환에 의해 영구적이며 비진행성인 운동장애를 일으키는 것이다. 원인으로 감염, 순환장애, 외상, 무산소증, 생화학적 변화, 발달이상 등을 들 수 있다. 청력 및 시력장애, 지능부족, 언어장애, 경련 및 정신장애 등이 나타난다.

대개 경련은 30~35%가 동반한다. 환자 중에서 25%는 운동장애의 정도가 가벼워 치료가 필요하지 않으며 사회생활이 가능하지만, 25%는 너무 중증이어서 일생 동안 보호를 받아야 할 정도이며, 나머지 50%는 중등도의 운동장애로 운동기능 장애는 일생 동안 남지만 보행이나 말을 하는 데 큰 불편을 겪지는 않는다. 뇌성마비를 의심할 수 있는 연령은 생후 3개월이다.

# Q10 '유행성 이하선염' 은 어떤 병인가요?

**A** 유행성 이하선염을 예전에는 '볼거리' 또는 '항아리손님' 이라고 했다. 한의학에서는 '자시(痄腮)' 라고 한다.

《한방소아과》에 의하면 볼거리는 감염된 환자의 타액을 통해 감염되는데, 감염된 아이가 발병 전 7일에서 발병 후 9일 사이에 다른 아이에게 감염시킬 수 있다. 그러나 감수성이 예민한 아이는 불현성 감염 중인 사람과 접촉한 후 발병하는 경우도 있다. 볼거리는 겨울에 가장 많이 발병한다.

아무런 증상을 못 느끼는 경우도 있지만 발열, 두통, 근육통, 구토 등 전신 증상이 있다. 그후 이하선이 한쪽에서 점차 양쪽으로 부어 귀를 중심으로 단단하게 붓는다. 3일째 최고조에 달하며, 부어 있는 기간은 6~10일 정도이다. 연하곤란과 구강의 부종 및 울혈로 고생한다. 합병증으로 수막뇌염, 고환염과 부고환염, 난소염, 췌장염, 난청 등을 일으킨다. 따라서 성장한 후 남성 불임증의 원인이 되기도 한다.

# Q11 아기가 구토를 할 때는 어떻게 해야 하나요?

**A** 구토가 있을 때는 얼굴을 옆으로 돌리게 하여 토사물을 잘못 넘기는 일이 없도록 주의한다. 대증요법으로는 6시간 동안 아무것도 먹이지 않는다. 단, 탈수에 대한 치료를 하며 안정을 취하게 한다.

참고로 구토는 젖이나 음식을 지나치게 먹어 위장에 정체된 경우, 또는 젖이나 밥을 먹을 때 놀라서 정체된 경우, 정서부진으로 간기(肝氣)가 제대로 운행하지 못한 경우, 또는 엄마가 맵고 자극적인 음식물을 지나치게 먹어서 젖에 열이 뭉친 채 아기가 먹어 아기의 속에 열이 적체된 경우에 잘 발생한다.

전신 증상은 없고, 토하더라도 평상시와 다름없이 활기가 있는 경우에는 걱정할 필요가 없다. 그러나 의식장애나 경련 등이 있는 경우에는 뇌신경계 질환(뇌염, 수막염 등)을 의심할 수 있으며, 토사물에 담즙이 보이거나 멍울이 보일 경우에는 장폐색 특히 장중첩증, 급성 복막염 등을 의심해볼 수 있다. 이것은 중증이다.

# Q12 아이의 '반응성 애착장애'란 어떤 병인가요?

**A** 아이의 반응성 애착장애는 발병 초, 즉 5세 이전에 어머니로부터 보살핌을 제대로 받지 못해서 발생한다. 즉 아이의 기본적인 정서적·신체적 욕구를 계속해서 무시하거나 소홀히 하여 발생하는 병이다.

가장 전형적인 증상은 정서발달과 신체발달을 보이지 않는 것이다. 자연스런 움직임이 없고 웃지 않으며, 무표정·무감동하거나 또는 놀란 상태에서 두리번거리는 표정을 보인다.

자극을 주어도 반응이 느리다. 식욕이 떨어지고 먹지 않아 영양상태가 좋지 않으며, 대개 배가 튀어나와 있다. 체중도 미달이며, 피부가 창백하고 근육도 약하다. 증상이 심하면 사망하기도 한다. 어머니의 보살핌 결핍 기간이 길면 길수록 예후가 나쁘다.

# Q13 아이가 말을 더듬을 때는 어떻게 하면 좋을까요?

**A** 전체 소아의 약 5%는 말더듬이다. 18개월에서 9세 사이 호발하고, 가족력이 있을 때 많이 나타나며, 남아가 여아보다 3배 정도 많다. 대개 첫 자음의 반복으로 시작되며 점차 단어나 구절의 반복으로 악화되어간다. 눈 깜박이기, 틱 등이 동반되기도 한다. 가벼운 경우는 50~80%가 자연 치유된다.

《최신 정신의학》에서는 "최근의 치료기법은 말더듬기를 유지시키고 강화시키는 문제들을 최소화하고, 2차적 증상을 해소함으로써 말더듬기를 약화시키고, 말을 더듬더라도 쉽게 그리고 애를 쓰지 않는 방식으로 말을 하도록 격려하여 공포와 말의 중단을 피하도록 한다. 이러한 치료의 예가 소위 '셀프테라피(self-therapy)'로 말더듬기에 대한 감정반응과 관련된 행동을 변화시켜 말을 더듬는 순간에 자신에 대한 지배를 긍정적으로 시도하도록 하는 것이다. 즉 말더듬기란 자신이 변화시킬 수 있는 것임을 확신시키는 것이다"라고 설명하고 있다.

# Q14 자폐장애는 어떻게 진단하나요?

A DSM-Ⅲ-R 진단기준에 의하면, 다음 16개 질문에 답을 하여 '예'라고 대답한 항목이 최소 8개 이상이고, A항목 중 2개 이상, B항목 중 1개 이상, C항목 중 1개 이상일 때 자폐장애로 진단한다.

A항목은 사회적 상호작용의 질적인 장애로 다음과 같다.

① 다른 사람의 존재나 감정을 깨닫는 데 현저한 결핍 ② 고통스러울 때 위로받으려고 하지 않거나, 이상한 방식으로 위로받으려 한다. ③ 모방을 하지 못하거나 제대로 하지 못한다. ④ 사회적 놀이가 없거나 이상하다. ⑤ 또래 친구와의 우정을 조성하는 데 심한 장애가 있다.

B항목은 언어 및 비언어적 의사소통과 상상력에 의한 질적인 장애로 다음과 같다.

① 의사소통의 양식, 즉 말하기 좋아서 종알거리는 것, 얼굴 표정, 제스처, 몸짓, 화어(話語) 등이 없다. ② 눈을 마주치거나, 얼굴 표정, 몸짓으로 사회적 상호반응이 일어나게 하거나 조정하는 비언어적 의사소통의 현저한 이상. ③ 상상력이 풍부한 활동의 결여, 이를테면 소꿉놀이라든가 공상적 인물 또는 동물놀이의 결여. 가상의 사건에 대하여 말하는 것에 관한 흥미 결여. ④ 발성의 크기, 높이, 강세, 속도, 리듬 및 어조를 포함해

말하는 것의 현저한 이상. ⑤ 말의 형태나 내용의 현저한 이상, 즉 말을 해도 같은 말을 되풀이해서 한다. ⑥ 적절하게 말을 하는데도 다른 사람과 대화를 시작하거나 유지하지 못한다.

C항목은 활동과 관심의 폭이 현저하게 제한되었으며 다음과 같다.

① 항상 같은 신체 동작(복잡한 전신 동작을 한다). ② 물건의 어떤 부분에 대한 지속적인 집착 또는 물건에 대한 유별난 애착. ③ 사소한 환경 변화에 대한 현저한 괴로움. ④ 세부사항도 판에 박히게 일상적으로 하려는 비합리적인 주장. ⑤ 현저하게 제한된 관심의 정도와 하나의 관심에 대한 집착.

# Q15 소아의 특수 발달장애에는 어떤 것들이 있나요?

**A** 지능·신체 상태는 정상인데 수리계산 능력, 언어를 해독하고 사용하는 능력, 운동기능의 발달에 지장이 있는 것을 '특수 발달장애' 라고 한다.

예를 들어 셈을 헤아리지 못하는 것을 '발달성 산술장애' 라고 한다. 글로 표현을 잘 못하는 것은 '발달성 표현성 쓰기장애' 라고 한다. 발달성 표현성 언어장애, 발달성 수용성 언어장애, 발달성 읽기장애 중 하나 또는 하나 이상의 장애가 결합되어 오는 것으로 추정된다.

또 글을 못 읽거나 이해하지 못하는 것을 '발달성 읽기장애' 라고 한다. 대개 7세쯤에 확연히 드러나며, 읽기장애가 있기 때문에 글로 표현하지도 못하는 '발달성 표현성 쓰기장애'를 겸하게 된다. 최근 읽기장애가 왼손잡이, 양손잡이에 많아 대뇌 비대칭성과 관련되고 있는 것이 아닐까 하는 견해도 있다.

특정한 발음이 안 되고 말이 늦거나 전혀 안 되는 것을 '발달성 언어장애'라고 한다. 다른 사람이 말하는 것을 알아듣고 이해는 하지만 자기가 뜻하는 바를 표현하지 못하는 타입을 '발달성 표현성 언어장애'라고 하고, 이해도 표현도 지장이 있는 타입을 '발달성 수용성 언어장애'라고 한다. 혹은 나이에 걸맞게 행동하지 못하는 경우 '발달성 운동조화장애'라고 한다.

# Q16 '기능성 누분증'이란 어떤 병인가요?

**A** 4세가 되었고 신체질환이 없는데도 대변을 가리지 못하고 적당한 장소가 아닌 곳이나 옷에 대변을 싸는 것을 '누분증'이라 한다. 주로 대소변 가리기 훈련과정에서 문제가 있는 경우에 많이 나타난다. 혹은 산만하고 과잉 운동의 경향이 있거나, 언어 발달이 늦은 어린이나 정신사회적 스트레스를 받은 어린이에게서 많다.

발생 빈도는 5세 소아의 약 1%이고, 보통 4~8세 사이에서 발생된다. 남아가 여아보다 3~4배 더 많다.

어떤 경우에는 변비, 또는 오래 참다가 한꺼번에 싸는 대량 변실금, 또는 유뇨증이 동반되기도 한다. 대체로 정신지체나 행동장애 등 심한 정신과적 문제가 있는 경우가 많다. 대개 사춘기 중기에 이르면 저절로 호전된다.

# Q17 '이식증(異食症)'과 '반추장애'란 어떤 병인가요?

A 이식증은 18개월 이후에도 음식이 아닌 이상한 것을 계속해서 먹는 병이다. 1~6세의 소아 중 10~23%에서 나타난다. 나이가 들어감에 따라 감소한다.

반추장애는 정상적으로 섭취하여 반쯤 소화된 음식을 입으로 역류하여 이를 다시 씹은 후 도로 삼키는 행위를 반복적으로 하는 장애이다. 별다른 구역질이나 위장 증상을 동반하지 않는다. 이때 머리를 뒤로 하고 등에 힘을 주고 휘는 전형적이고 특이한 자세를 취한다.

반추 증상 사이에 불안정하고 배고파한다. 계속해서 먹어도 체중이 감소되거나, 탈수, 병에 대한 저항력 감소가 오고 성장이 잘 안 된다. 주로 유아기(3개월에서 1년 사이) 때 오며, 유아는 이를 즐긴다고 한다. 일종의 역류장애로서 때로 치명적인 질환이다. 약 25%는 사망하게 된다.

# Q18 '장중첩증'은 어떤 병인가요?

A 장중첩증(腸重疊症)은 '장중적증(腸重積症)'이라고 한다. 장의 일부

가 그 부위의 장내로 겹쳐서 말려 들어가는 것이다. 특히 회장이 맹장 또는 결장 안으로 말려 들어가는 '회맹장중첩형' 또는 '회결장중첩형'이 가장 흔해서 전체 장중첩증의 95%에 이른다. 급성으로 나타나는 것이 특징이다.

장중첩이 되면 복통, 구토, 설사(혈액·점액변)의 특징적인 3대 증상이 나타난다. 변의 모양이 토마토케첩 같다. 변비가 나타나지 않는데, 완전 폐색이 되면 배변이 없다. 그러나 완전 폐색은 보통 오지 않는다.

갑자기 심한 복통으로 다리를 배 쪽으로 끌어당기며 1~2분, 길게는 약 5분 동안 자지러지듯이 울다가 5~15분, 길게는 한 시간 정도 말짱하고 다시 발작적으로 통증이 반복되는 것이 특징이다. 오른쪽 복부 또는 윗배에서 상하로 길게 소시지 같은 모양의 덩어리가 만져지기도 한다. 장중첩이 오면 장내로 말려 들어간 장은 피가 고이고 부으면서 점점 빠져나올 수 없게 되고, 심해지면 터지고 썩으며 장폐색증을 일으킨다.

2세 미만에 주로 오며 80%가 1년 미만의 아기에게서 나타나고, 그중에서도 5~11개월 사이에 호발한다.

# Q19 소아 복통은 어떤 원인으로 오나요?

**A** 소아 복통에는 '심인성 복통'이 많다. 통증 부위가 일정치 않고, 막연히 배꼽 둘레가 아프다고 한다. 소아 복통의 90% 이상을 차지한다. 자율신경 긴장으로 장이 경련통증을 일으키면 배꼽 주변이 심하고 구토를

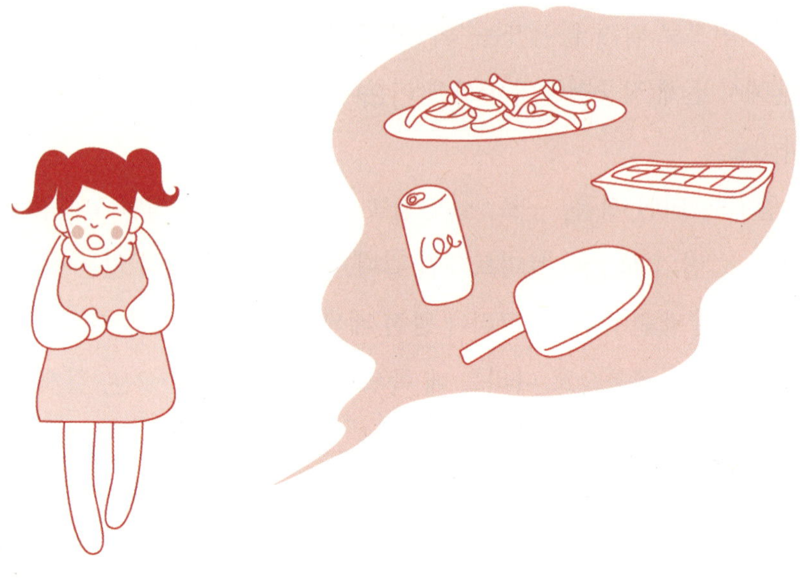

동반하는 경우가 있는데, 주로 등교시간대에 잘 나타난다.

급성 위장염은 광범위한 복통을 호소하며, 토하는 것보다 물 같은 설사가 더 심할 수 있다. 백색변성 설사증에 의한 복통일 때는 뿌연 설사를 하고 구토도 심하다. 유문협착증일 때는 배가 아프며 괴로운 듯 토하고, 토하면 다소 진정된다.

급성 충수염(맹장염)일 때는 명치 밑이 아프다가 점차 오른쪽 하복부에 복통이 일어난다. 다리를 구부린 채 배를 만지지도 못하게 하고 구토한다. 장염일 때는 구토와 설사를 동반하는 복통이 온다. 장폐색증은 때로 구토가 심하고, 장중첩증은 복통이 심하게 왔다가 없어지곤 하며 반복된다. 알레르기성 자반병은 복통이 산통 같다.

복성 간질은 심한 산통이며 배꼽 주위 또는 명치 밑에 나타나고, 복통 발작은 몇 분에서 몇 시간 동안이나 계속될 수 있으며, 발작 후에는 잠이 든다. 그밖에 변비, 기생충, 위장관 알레르기 등일 때도 소아는 복통을 일으킨다.

# Q20 아기가 탈수증일 때는 어떻게 해야 하나요?

**A** 탈수는 수분과 함께 전해질의 소실을 동반하는데, 다리가 붓거나 혹은 복벽의 피부를 엄지손가락으로 집어올렸다가 놓았을 때 원상으로의 회복이 늦다.

탈수가 경증일 때는 체중이 5~10% 감소되고, 입술 색조는 회색에 가까우며, 소변은 약간 감소하거나 혹은 핍뇨 상태이고, 의식은 정상이거나 약간 흥분 상태를 보인다. 탈수가 중증일 때는 체중이 15% 이상 감소되고, 피부 탄력성이 떨어지며, 점막의 건조가 심해져 윤택을 잃고 바싹 마를 정도이다. 입술 색조는 잡색을 띤다. 소변은 아예 무뇨 상태가 된다. 혈압도 현저히 내려가며, 맥박은 현저히 증가한다. 의식 상태는 기면(嗜眠) 상태나 혼수 상태에 이른다.

탈수증을 예방하려면 수분 공급이 우선이다. 설사로 탈수 증상이 보이더라도 지사를 시킬 것이 아니라 수분을 공급한다. 예를 들어 묽은 쌀죽이나 희석한 과일주스에 물을 섞어 500cc당 소금 1.25g을 타서 먹인다. 잘 안 먹을 때는 설탕 15g을 첨가한다.

그래도 어려운 경우에는 링거주사를 맞힌다.


# Q21 '헤르니아'란 어떤 병인가요?

**A** 서혜부 탈장이 대표적이다. 소장이 서혜부 또는 음낭까지 빠져나온 것이다. 대개 1세 이내에 생긴다. 남아가 여아보다 9배 가량 많이 생긴다. 빈도는 오른쪽이 60% 정도, 왼쪽이 25% 정도, 양쪽 모두 나타나는 경우는 15% 정도이다.

사타구니 또는 음낭이 불룩 튀어나와 있어서 기침을 하든가, 울거나 힘을 쓰거나 걸어다니든가, 변을 볼 때 더 튀어나온다. 저절로 들어갔다가 다시 빠져나오기도 한다. 튀어나와 있는 창자가 끝내 들어가지 않고 꼬여서 혈액순환이 되지 않으면 조직이 상한다. 탈장된 장이 좁은 공간 안에서 꼬이는 것을 '감돈'이라고 한다.

헤르니아에는 그밖에 복벽이 약한 배꼽을 통해 창자가 튀어나온 배꼽 헤르니아와 복강 내의 장기가 횡격막을 넘어 흉부로 이동한 횡격막 헤르니아가 있다. 배꼽 헤르니아를 제대탈장이라고 하며, 속칭 '참외배꼽'이라 한다. 생후 1~2년이면 저절로 치유되는데, 생후 2년이 지나도 치유되지 않으면 수술을 한다.

횡격막 헤르니아 중 식도열공 헤르니아의 경우에는 위액이 식도로 역류하여 구토, 식도염, 출혈, 궤양, 협착증 등을 일으킨다. 흉복열공 헤르니아일 경우에는 폐가 압박되어 호흡곤란, 청색증이 나타나고 심장이 오른쪽으로 밀린다.

# Q22 '급성 이하선염성 고환염'은 어떤 병인가요?

**A** 고환염에는 급성 고환염과 만성 고환염이 있지만 거의 급성 고환염의 양상을 보이며, 특히 급성 이하선염의 경우에는 약 20%가 혈행성으로 급성 고환염을 속발한다.

고열이 있고, 고환이 아프며 붓고 커지고, 음낭이 붉게 부어 수시간 후에는 몇 배의 크기가 되어 아랫배부터 허리에 걸쳐 통증이 심하고, 환부를 만지든지 밀리든지 하면 튀어오를 정도로 몹시 아파한다.

환부를 냉습포하고 안정을 취해야 한다. 바이러스에 의한 이하선염성 고환염에는 적당한 치료약이 없는 실정이다. 대개 1~2주 만에 증세는 가벼워지지만 때로 고환이 위축되어 정자를 못 만들게 되고, 양쪽에 같이 일어났을 때는 성인이 되어 남성 불임증이 된다.

# Q23 '정류고환'이란 무엇인가요?

**A** 태아의 고환은 태중 8개월이 되기까지 태아의 뱃속에 있다. 그러다가 출산 2개월 전쯤 고환은 서혜관이라 불리는 관을 통해 뱃속에서 음낭 속으로 빠져나온다. 그 이유는 고환 안에서 이루어지는 정자 생산은 우리

의 체온보다 낮은 온도에서 더 활발하게 이루어지기 때문에 뱃속보다 시원한 몸 밖의 음낭 속으로 빠져나오는 것이다.

그런데 어떤 문제로 고환이 뱃속에 머물러 있거나 서혜부의 피하에 정지해 있을 수 있다. 이를 각각 '잠복고환' 또는 '서혜부고환' 이라고 하며, 이를 통틀어 '정류고환' 이라고 한다.

신생아 가운데 3분의 1 정도, 그리고 미숙아의 3분의 2 정도에서 정류고환을 볼 수 있다. 장해가 있는 쪽의 음낭은 비워져 있기 때문에 말라붙어 있다. 양쪽에 모두 하강부전이 있을 때는 양쪽 음낭이 모두 완전히 오그라져 있게 된다.

성장과 함께 서서히 하강할 수도 있으므로 2세 때까지는 관망해본다. 하지만 학령기 전에 음낭 내로 고환을 하강시켜놓지 않으면 고환 조직의 성장이 제대로 이루어지지 않고 조직의 변성이 초래되며 정자를 형성하는 기능도 떨어지게 되어, 성장했을 때 남성 불임증을 일으킬 수 있다. 수술을 해야 하며, 언제나 서혜부 헤르니아를 동반하므로 이것도 함께 수술한다.

# Q24 '음낭수종' 은 어떤 병인가요?

A 음낭수종은 '고환수류(睾丸水瘤)' 혹은 '고환류(睾丸瘤)' 라고 부르는데, 초막 또는 음낭 내로 들어온 복막낭 속에 액체가 괴어 있는 상태를 말한다. 생후 1년 전후의 아이에게서 많이 볼 수 있다.

선천적으로 오는 경우와 후천적으로 오는 경우가 있다. 선천적으로 오는 경우는 간접 탈장과 함께 올 수 있으며 저절로 소실되고, 후천적인 경우에는 대부분 외상이나 고환염, 부고환염으로 오며, 급성으로 소아들에게 많이 발생한다.

음낭 또는 서혜관에서 파동성 덩어리로 만져지며, 광선을 비추면 투과되고 환원되지 않는다. 다소 압통이 있고, 피부는 수정색 또는 빨갛게 퉁퉁 붓는다. 심하면 고통과 고환 위축이 오며, 음경도 함몰되고 배뇨장애가 온다.

대개 자연적으로 소실되지만 그렇지 않을 때는 천자(穿刺)에 의해 저류액을 자주 뽑아주다 보면 괴는 양이 점점 적어져서 나을 수 있으며, 그래도 자주 괼 때는 물이 괴어 있는 피막을 박리 절제하는 수술을 한다.

# Q25 '삼출성 중이염'은 어떤 병인가요?

**A** 감기나 비염으로 비점막이 부으면 이관점막, 이관편도 등이 부어 이관이 폐색되고, 중이강 안에 있는 공기가 폐색된 채 환기가 잘 안 되며, 이런 상태에서 공기 중의 산소는 조직 내로 흡수된다. 그 결과 중이내압은 음압으로 된다.

따라서 고막이 내측으로 끌리게 되며, 고막이 운동장애를 받게 된다. 이런 상태가 오래 계속되면 조직액을 중이강에서 수입하게 되어 중이 속에 화농하지 않은 깨끗한 조직액이 차게 된다. 이것을 '삼출성 중이염'이라고 한다.

어릴 때는 아데노이드 등 비인강 림프조직이 좋지 않아 발병률이 높다. 귀가 막힌 느낌이 있으며 이명, 난청이 있다. 자기 목소리가 머릿속에서 울리는 것 같다고 한다. 삼킬 때 펑(popping) 또는 찰가닥(clicking) 하는 감각이 있으며, 통증은 별로 없고 전신 증상은 없다.

# Q26 아데노이드를 절제해야 할까요?

**A** 아데노이드는 편도선의 일종으로 상인두(코와 목구멍 사이)에 있으며, 편도선과 마찬가지로 호흡기관에 대해 방어 역할을 하면서 면역 글로불린의 형성에 관계한다. 편도선이 붓는 것처럼 이것도 잘 부어 비대해지는데, 림프 체질인 어린이에게 흔히 나타난다.

코가 막혀 입을 벌리고 호흡하며, 코 먹은 소리를 내거나 호흡은 거칠고, 미각과 후각의 장애가 나타나기도 한다. 가래가 목 뒤로 넘어가거나 공기가 직접 후두로 들어가 후두를 자극하여 특히 밤에는 발작적인 기침이 나기도 한다.

청력장애도 흔하며 만성 중이염이 생기기도 한다. 주의력이 산만해지고 기억력이 감퇴되며, 두통이나 '아데노이드 안모' 라는 특이한 얼굴 모습을 보인다. 즉 입을 벌리고 호흡을 하는 바보스러운 얼굴을 말한다. 아데노이드에 발생한 염증이 비강, 부비강, 중이, 유양돌기, 기관지 등에 파급되기도 한다.

다음과 같은 경우에는 아데노이드 절제술을 해야 한다. 귀 속의 관이 폐쇄되어 청력장애가 있을 때나 연하장애가 있을 때, 코가 막혀서 입으로 숨쉬고 코를 골 때, 반복성 혹은 지속적인 만성 중이염이나 비인두염이 있을 때 등이다.

# Baby Medical

# 3부

# 우리 아이 건강 챙기는 음식 건강보감

# 1장

# 모유 수유와 이유식

# 01

# 모유 수유

## 초유는 꼭 먹인다

모유를 최소 생후 1개월은 꼭 먹이는 것이 좋고, 특히 초유는 반드시 먹이는 게 좋다.

출생 후 5~7일까지 나오는 초유는 출생 후 10일 이후에 나오는 숙유(완숙된 젖)에 비해 점조성이 강하고 노랗고 진하며, 지방과 회분이 숙유에 비해 많고 단백질의 함량이 대단히 높다.

유당은 적고, 효소와 항체가 많이 포함되어 있다. 아기를 감염으로부터 보호해주는 면역 글로불린 A가 초유 1ml에 100mg(성숙유에는 1ml에 1mg)이나 들어 있다. 초유 속에 타우린이 많아서 뇌 발달에 중요한 영양원으로 작용한다.

## 모유는 이런 점이 좋다

모유에는 면역물질이 들어 있어서 호흡기 감염이나 장염 등 감염성 질환에 대한 항감염 작용(IgA, Lysozyme 함유) 및 알레르기를 예방할 수 있다. 그러면서도 소화가 쉽게 된다(모유는 1시간 30분~2시간, 우유는 3시간~3시간 30분).

모유는 당이 많은 알칼리성이다. 당질이 7.0g/100ml이다(우유는 4.8g/100ml). 지방은 모유(3.8g/100ml)나 우유(3.7g/100ml)가 비슷하지만 우유의 지방은 모유보다 쉽게 흡수되지 못하고, 모유의 지방 중 48.8%가 지방산인 데 반해 우유는 34.6%가 지방산이어서 모유가 아기 뇌의 성장에 더 도움이 된다.

모유의 콜레스테롤은 아기의 호르몬 생성이나 신경조직의 발달에 절대적으로 필요한 성분이다. 단백질은 모유(1.5g/100ml)보다 우유(3.3g/100ml)가 훨씬 높지만 우유의 주요 단백질인 카제이노겐은 모유의 주요 단백질인 락타알부민보다 아기의 위에서 소화되기 어렵다. 또 철분, 비타민 A, C, K 등도 모유에 더 많다.

## 모유 먹이기의 실제

### 1. 얼마나 자주 먹일까?

생후 1개월 동안 하루에 10~15회, 1~2시간 간격으로 먹이며 양쪽 번갈아가며 먹인다. 소요시간은 15~20분 정도가 이상적이다.

## 2. 젖 물리기 전에 해야 할 일은?

먼저 비누로 엄마의 손을 깨끗이 씻고, 뜨거운 물에 적셔 짠 거즈로 젖꼭지와 그 주위를 닦는다. 유두 부분에 손바닥을 얹고 살살 문질러준다. 유두륜(젖판) 주위를 손으로 가볍게 쥐고 위아래로 몇 번 흔들어준다. 이때 젖이 팽팽해지면 젖을 조금 짜낸다. 엄지와 집게손가락으로 유두를 잡고 위아래로 흔들어서 아이가 잘 물 수 있는 형태로 만들어준다.

## 3. 유방이 많이 불었는데 그냥 먹일까?

유방이 많이 불었다는 것은 젖이 너무 많아서 유두륜 안쪽의 조직들 속으로 수분이 스며든 것이다. 따라서 엄지와 집게손가락으로 유두륜 안쪽 아래와 위를 가볍게 눌러 조직 내에 고인 여분의 수분을 밀어내야 한다.

## 4. 젖 먹일 때 아기를 어떻게 안을까?

아기의 머리를 한 손으로 받치거나 팔을 구부려 아기의 머리를 안고, 아기를 가슴 쪽으로 향하게 한다. 아기의 입과 젖꼭지가 직선이 되게 안고 아기의 머리를 약간 뒤로 젖혀 아랫입술을 젖꼭지에 가까이 댄다. 이때 어머니의 자세는 아기 쪽으로 약간 기울이는 것이 좋다.

## 5. 아기랑 누워서 젖을 먹여도 되나?

아기를 안고 누워서 젖을 먹이면 아기의 입이나 코를 막는 경우가 있으므로 위험하고, 또 유선염을 일으킬 수 있다. 젖먹이의 가슴에 담(痰, 비생리적 체액)이 뭉쳐 있어서 입김이 뜨거운데 젖꼭지를 문 채로 잠자면 뜨거

운 기운이 젖에 들어가서 단단한 멍울이 생기는 것을 '취유(吹乳)'라고
한다.

### 6. 젖꼭지는 어떻게 물려야 올바른가?

한 손으로 먹이는 쪽 젖을 밑에서부터 받쳐서 젖꼭지로 아기 입술을 이
리저리 건드려 입을 크게 벌리게 한 후 아기의 아랫입술을 젖꼭지의 검은
부분 쪽으로 가져다 대고, 아기의 윗입술은 젖꼭지를 물 수 있게 하면서
젖꼭지를 아기의 혀에 올려놓듯이 하여 깊이 물린다. 아래위 입술이 나팔
꽃처럼 벌어져서 젖꼭지 둘레의 검은 부분이 보이지 않게 되는 것이 이상
적이다.

### 7. 젖을 빨다 젖꼭지를 밀어내는 것은?

젖을 빨다가 젖꼭지를 밀어내고 잠깐 가만히 있는 경우가 있는데, 이것
은 수유 초기에 젖의 분비가 가속반응에 의해 강하게 한꺼번에 몰려나오
기 때문이다. 이럴 때는 아기를 트림시켜야 한다. 만약 아기 스스로 트림
을 하면 구태여 트림을 시킬 필요가 없다.

### 8. 수유 후 젖꼭지를 어떻게 뺄까?

젖을 거의 다 빨았을 때가 되면 지방의 함량이 높아져서 아기는 젖을
다 먹었다는 것을 알고 그만 빨고자 한다. 이때 엄마의 새끼손가락을 살
짝 아기의 입으로 밀어넣어 빨리면 자연스럽게 젖꼭지를 문 아기의 입을
뺄 수 있다. 혹은 아기의 양 뺨을 살짝 눌러주면 입을 벌리는데, 이때 무

리 없이 빼도록 한다. 아기의 흡인력이 매우 강하므로 무리해서 빼면 젖
꼭지에 손상을 입는다.


### 9. 수유 후에도 젖이 남아 있으면 어떻게 하나?

수유 후에도 젖이 남았으면 반드시 젖을 짜내야 한다. 손으로 젖을 짜
내려면 우선 젖가슴 주위를 부드럽고 고르게 주무른 후 젖가슴 중간 위에
서부터 엄지손가락으로 반복하여 유두륜 쪽으로 힘 있게 쓸어내려 유두
륜의 가장자리에 도달할 때 안으로 눌렀다 놓으면 젖꼭지에서 젖이 뿜어
나온다.


### 10. 수유 후 트림을 어떻게 시키나?

젖을 다 먹인 다음에는 트림을 시켜 아기가 젖과 함께 마신 공기를 토
해내게 한다. 아기는 위와 식도 사이의 기능이 약해 트림을 시키지 않으
면 그대로 토하는 경우가 많기 때문이다. 아기를 세워서 안거나 어깨 위
로 세워 안은 뒤 등을 가볍게 두드려주면 된다.

# 02

# 이유식 먹이기

## 이유식의 시작

이유식 시기는 생후 4~5개월, 체중이 6kg 정도 되었을 때가 적당하다. 생후 4개월쯤이면 아기 몸에 저장되었던 철분이 없어지고 열량, 단백질, 무기질의 필요량이 늘어나기 때문이다.

처음에는 미음을 먹인다. 미음은 한 숟가락부터 시작하여 3일에 한 숟가락씩 늘려 3숟가락까지 늘려나간다. 미음을 3숟가락씩 먹게 되면 삶은 달걀노른자를 수프에 풀어 먹인다. 달걀노른자 역시 한 숟가락을 먹이기 시작하여 3~4일에 한 숟가락씩 늘려나간다.

달걀노른자를 3숟가락씩 먹게 되면 당근, 감자, 호박, 시금치 등 맛이 강하지 않은 재료를 푹 삶은 다음 으깨어 체에 걸러 즙만 받아내어 우유로 맛을 내어 먹이다가 점차 삶아 으깬 것을 먹인다. 이것 역시 한 숟가락 씩 먹이기 시작하여 3~4일에 한 숟가락씩 늘려나간다. 이후부터 조금 양을 늘리면서 버터, 치즈, 두부, 콩가루, 된장국 등을 활용한다.

이유식은 숟가락으로 먹이는 게 좋다. 숟가락을 아기의 혀 가운데 올려놓고 조금씩 흘려주는 식으로 먹인다.

한 번에 한 가지 재료씩 첨가하고, 소량(1작은술)에서 시작하여 점차 양을 늘린다(5큰술). 새로운 음식물을 첨가할 때는 4~5일 간격을 두어 이상 여부를 관찰하고, 알레르기 반응 등이 있을 때는 중단했다가 훗날 극소량씩 적응시켜본다.

## 이유식의 영양

영아는 하루에 체중의 15%에 해당하는 수분을 필요로 한다.

성장을 위해 단백질이 필요한데, 하루에 체중당 2.0~2.5g이 필요하다. 특히 히스티딘은 영아에게 필요한 필수 아미노산이다. 에너지원으로 탄수화물과 지방도 필요한 영양소이다.

또 무기질도 필요하다. 나트륨, 칼륨, 칼슘, 인, 철, 마그네슘 등이 고루다 필요하다. 만일 이들 성분이 결핍되면 식욕부진, 오심, 구토, 복부팽만, 설사 등을 비롯해서 근육경련, 탈수, 산독증, 골연화증, 심부전 등이 올 수 있다. 특히 칼슘(Ca)은 모유 영양아의 경우 체중당 40mg, 우유 영양아의 경우 체중당 70mg이 필요하다.

철분, 요오드, 아연 등도 필요하다. 이들 성분이 결핍되면 빈혈, 골다공증, 성장장애, 성의 성숙지연, 간장, 비장종대, 피부 각질화 등이 올 수 있다. 특히 영아는 철분이 부족하게 마련이므로 하루에 10mg(좀 큰 아이는 15mg) 정도를 줘야 한다. 미숙아는 생후 2개월부터 공급해야 한다.

비타민도 꼭 필요하다. 특히 비타민 $B_1$ 결핍은 빠르게는 생후 2~3개월, 늦게는 영아 후기에 발생하여 심부전 증상(빈맥, 호흡곤란, 청색증), 신경 증상(건반사 소실), 위장 증상(간헐적 설사 또는 변비) 등을 일으킬 수 있으므로 주의해야 한다. 비타민 D 결핍증은 보통 4개월~2세 아이들에게 많이 나타난다. 가장 일찍 나타나는 증상은 한방 병증 중 하나인 '두개로(頭蓋瘻)'라는 병으로 골 형성에 문제가 생긴다.

## 개월별 이유 요령

만 6개월이 지나면 이유식을 오전, 오후 2회로 늘린다. 오후에는 오전보다 20~30% 적은 양을 준다. 죽의 재료도 곡류에서 채소를 첨가한다. 형태는 끈적끈적할 정도, 혀로 으깨어 삼킬 수 있을 정도, 손가락으로 집어 부서질 정도, 약간 알갱이가 느껴질 정도가 좋다. 만 7개월에는 이유식을 늘리고 종류도 다양하게 해준다. 서서히 씹는 연습을 시킬 필요가 있다.

만 8개월에는 밥이나 간이 약한 음식을 조금씩 먹이는 것도 괜찮다. 연한 고형식을 중심으로 종류와 양과 횟수를 늘리되 곡류, 채소류, 단백질류를 각각 한 가지씩 배합해서 완전식이 될 수 있게 한다.

만 9개월이면 하루에 세 끼의 습관을 들이고, 씹는 맛을 느끼게 해주어야 한다. 씹어야 턱뼈가 단단해지고, 성격이 차분해지며, 뇌의 신경회로가 활발해져 머리가 좋아진다. 푹 익힌 채소는 그냥 먹여도 좋고 생선도 먹일 수 있다.

만 10월이 되면 점차 어른의 식사시간에 맞춰 길들이며, 약간 딱딱한 것으로 늘려나간다. 그리고 돌쯤부터 진밥과 여러 가지 반찬을 곁들여 먹인다. 그러나 소화기능이 완전하지 못하므로 소화가 잘 되도록 신경을 써야 한다.

### 이유식을 할 때 주의점

우선 아기에게는 음식도 중요하지만 천기(天氣), 지기(地氣), 인기(人氣)를 듬뿍 섭취시키는 것도 중요하다. 특히 아기가 주위의 모든 사람들의 사랑을 한껏 누릴 수 있도록 해줘야 하며, 제철 식품을 먹이되 인위적인 식품이나 향이 강한 재료나 조미료를 첨가하거나 알레르기를 일으키기 쉬운 식품은 제한하는 것이 좋다.

예를 들어 콩, 땅콩, 국수, 초콜릿, 옥수수, 쌀, 보리, 밀, 면류, 양배추, 호박, 당근, 토마토, 사과, 키위, 감귤류 등의 식물성 식품을 비롯해서 우유, 달걀, 참치, 정어리, 대구, 청어, 오징어, 방어, 새우, 게, 어묵, 돼지고기, 쇠고기, 닭고기 등의 동물성 식품은 비교적 알레르기를 잘 일으킬 수 있다.

한편 이유식을 통해 올바른 식습관을 길들이게 해야 한다. 처음에는 모유와 가장 비슷한 상태로 만들다가 점차 익숙해지면 재료를 다양하게 하여 여러 가지 음식에 적응할 수 있는 기초를 이때부터 다져야 한다. 일정한 시간과 일정한 장소에서 주도록 하여 규칙적인 식습관을 들이고, 스스로 먹으려고 하면 흘리더라도 아기 스스로 먹게끔 하는 것이 좋다.

# 실제 활용 가능한 이유식 15선

## 1. 갈분죽

■**적응** : 칡뿌리를 갈아서 얻은 전분이 갈분이다. 이 죽은 열을 떨어뜨리며, 진액을 생성시켜 갈증을 없애고, 설사를 다스리는 효능이 있다.

■**제조 · 복용법** : 갈분 2g, 불린 멥쌀 5g을 용기에 넣고 물 100cc를 넣어 약한 불로 끓여 죽을 만들어 약간 따뜻하게 하여 조금씩 나누어 먹인다.

■**참고** : 혹은 갈분응이를 만들어 먹인다. 갈분에 물을 붓고 묽게 쑤어 설탕을 탄 것이다. 꿀은 어릴 때 먹이면 안 좋으니 주의해야 한다. 혹은 불린 쌀을 간 후 볶다가 물과 멸칫가루를 넣어 나무주걱으로 저으면서 쌀알이 뭉그러질 때까지 끓이는데, 다 끓었을 때 갈분을 넣고 조금 더 끓여서 먹인다. 갈분멸치죽이다.

## 2. 감자죽

■**적응** : 감자에서 추출한 삼출액을 《수식거음식보》에서는 '천생부맥탕(天生復脈湯)' 이라고 했다. '하늘에서 준 맥박을 살리는 생명수' 라는 뜻이다. 따라서 이 죽은 진액을 생성하며, 몸을 윤택하게 해준다.

■**제조 · 복용법** : 멥쌀 5g과 물 100cc를 넣고 죽을 만든 후에 신선한 감자에서 추출한 20cc의 삼출물을 넣고 약간 따뜻할 때 먹인다.

■**참고** : 혹은 감자수프를 만들어 먹인다. 삶은 감자를 으깨어 고운 체에 내린 것을 녹인 버터에 볶은 밀가루를 육수로 끓인 것에 넣고 한소끔 끓인 후 마지막으로 우유를 넣고 잘 저어 만든다. 혹은 감자달

걀노른자으깸을 만들어 먹인다. 잘게 썬 감자를 끓는 물에 넣어 부드럽게 익혀 으깬 후 육수를 붓고 끓인 다음 먹기 좋은 상태가 되면 삶은 달걀노른자를 으깨어 얹는다.


## 3. 검은 참깨죽

■ **적응** : 간장, 신장, 비위장의 기능을 돋우며, 대장과 피부를 윤택하게 한다.

■ **제조 · 복용법** : 검은 참깨를 씻어 말려 볶아서 가루를 낸다. 먼저 멥쌀 5g과 물 100cc, 설탕 적당량을 넣어 죽을 만든 후에 검은 참깨가루 2g 정도를 천천히 죽에 넣고 섞은 후 불을 끄고 3분이 지난 다음 따뜻하게 먹인다.


## 4. 녹두죽

■ **적응** : 열성 체질의 아기가 종기, 부스럼 등이 잘 날 때나 갈증이 심할 때 좋다. 향이 좋아서 입에 맞고 영양도 풍부하며 청량제로도 좋다.

■ **제조 · 복용법** : 녹두 적당량을 씻은 후 따뜻한 물에 2시간 담근 다음 멥쌀 5g, 물 100cc를 넣고 물러질 때까지 익힌 후 먹인다.

■ **참고** : 혹은 묵물죽을 먹인다. 묵을 쑤려고 녹두를 갈아 앉힌 앙금의 윗물을 '묵물' 이라고 하는데, 이 물에 멥쌀을 넣고 죽을 쑨다.


## 5. 달걀죽

■ **적응** : 달걀로 만드는 죽을 '단화죽(蛋花粥)' 이라고 한다. 허약한 아

기, 발육이 불량한 아기에게 좋다. 영양불량에 좋고 소화와 흡수도 잘 된다.

■ **제조 · 복용법** : 멥쌀 10g으로 죽을 만든 후 달걀을 넣어 더 익힌 다음 따뜻하게 하여 먹인다.

■ **참고** : 이유식 초기(생후 4~6개월)부터 달걀을 먹일 수 있다. 그러나 처음에는 노른자만 멥쌀죽을 끓일 때 함께 넣고 끓여 먹이거나 삶아서 으깨어 먹여야 한다.

이유식 중기에는 달걀노른자감자수프가 좋다. 껍질을 벗겨 잘게 자른 감자를 끓은 물에 넣어 부드럽게 익힌 후 곱게 으깨어 육수를 붓고 걸쭉하게 만든 다음 삶은 달걀노른자 1/2개를 으깨어 그 위에 뿌린다.

이유식 후기에는 달걀시금치수플레를 만들어 먹인다. 우유에 밀가루와 달걀노른자를 배합해서 용기에 넣고 저으면서 끓여 크림 상태가 되면, 여기에 데친 시금치를 찬물에 담갔다가 잘게 썰어 넣고 달걀흰자도 넣은 후 오븐에서 요리해 먹인다.

## 6. 닭죽

■ **적응** : 닭을 끓인 후 진한 즙을 받아 죽을 쑨다. '계즙죽(鷄汁粥)'이라고 한다. 기운을 돋우고, 골수와 뇌수를 충족시킨다. 허약한 아기, 병후의 아기, 기혈이 부족한 아기에게 좋다.

■ **제조 · 복용법** : 약병아리 크기의 암탉을 진하게 끓여 즙을 받아 멥쌀 10g을 넣고 먼저 센 불로 끓인 다음 다시 약한 불로 죽이 되게 끓인다. 따뜻하게 하여 먹인다.

■ **참고** : 혹은 닭가슴살죽을 먹인다. 칼로 잘게 다진 닭가슴살과 삶아서
잘게 다진 시금치와 함께 쌀죽 쑨 것에 넣고 묽게 다시 끓인다. 혹은
닭살고구마죽을 만들어 먹인다. 불린 쌀로 죽을 쒀서 익혀 잘게 다진
닭살과 고구마, 당근 등을 다져 넣고 더 끓인다.

## 7. 당근죽

■ **적응** : 당근과 쌀을 끓이면 향이 달고 아기의 입에 잘 맞는다. 소화장
애를 비롯해서 비타민 A 결핍증, 변비 등에 좋다.

■ **제조 · 복용법** : 신선한 당근과 멥쌀에 흰 설탕 약간과 물을 넣어 당근
이 익을 때까지 끓여서 따뜻하게 먹인다.

■ **참고** : 이유식 준비기(생후 3~4개월)부터 당근을 이용할 수 있다. 이유
식 초기에는 채소미음을 만들어 먹인다. 밥, 감자, 당근 등을 푹 익어
물러질 때까지 익힌 후 고운 체에 밭쳐 내려 우유를 섞어준다. 이유
식 후기에는 당근호박죽을 만들어 먹인다. 잘게 다진 쇠고기를 볶다
가 불린 쌀을 넣어 함께 볶고, 호박과 당근을 넣어 은근한 불에서 쌀
알이 퍼질 때까지 끓이다가 된장 1/2작은술을 풀어 한소끔 끓인다.

## 8. 대추죽

■ **적응** : 허약한 아기, 비장이 허하여 설사를 잘 하는 아기, 권태무력한
아기, 잘 놀라고 깊이 잠들지 못하는 아기, 자면서 땀을 많이 흘리는
아기, 빈혈이 심한 아기, 영양이 불량한 아기에게 좋다.

■ **제조 · 복용법** : 불린 대추와 멥쌀에 설탕 적당량과 물을 넣어 표면에

죽기름이 뜰 때까지 약한 불로 끓인다. 따뜻하게 하여 먹인다.

## 9. 밤죽

■ **적응** : 밤은 달고 성질이 따뜻하며 비장, 신장, 폐장의 기운을 돋운다.

■ **제조 · 복용법** : 껍질을 벗기고 잘라 말린 밤가루 2g에 쌀 10g과 물 100cc를 넣어 약한 불로 죽을 쑨다. 죽기름이 뜰 때까지 끓인 후 따뜻하게 먹인다.

■ **참고** : 이유식 초기에는 밤죽보다 밤미음을 만들어 먹인다. 불린 쌀로 죽을 쒀서 삶은 밤을 넣고 다시 끓이면 된다. 이 시기에는 밤미음 외에 메조미음도 좋다. 메조와 쌀을 같은 양 불린 후 은근한 불로 푹 끓여 미음이 걸쭉하게 퍼지면 체에 밭친다. 메조는 단백질, 칼슘, 철, 비타민 등 영양소가 고루 들어 있으며 뇌를 건강하게 하는 곡물이다. 혹은 사과미음도 좋다. 불린 쌀로 죽을 쒀서 사과의 과즙만 걸러 죽에 넣고 끓인다. 혹은 완두콩바나나미음도 좋다. 불린 쌀로 죽을 쒀서 익한 후 갈아놓은 완두콩과 으깬 바나나를 넣고 다시 끓인다.

## 10. 쇠고기죽

■ **적응** : 기운을 돋우고, 비위를 튼튼하게 하며, 근육과 뼈를 튼튼하게 하는 효능이 있다.

■ **제조 · 복용법** : 쇠고기 10g에 물 100cc를 넣고 익을 때까지 끓인 후 불린 멥쌀 10g을 넣고 한소끔 끓여 쌀알이 풀어졌을 때 따뜻하게 먹인다.

■ **참고** : 이유식 초기(생후 4~6개월)부터 쇠고기를 이유식 재료로 이용할 수 있다. 이 시기에는 바나나나 시지 않은 과일, 요구르트, 우유, 시금치, 당근, 달걀노른자, 완두콩, 호박, 토마토, 두유, 복숭아, 고구마, 해초, 말린 생선, 엿기름 등을 이용할 수 있다.

## 11. 시금치죽

■ **적응** : 혈액을 보하고 장을 윤택하게 하는 효능이 있다.

■ **제조 · 복용법** : 이유식 중기쯤에는 시금치를 삶아 찬물에 헹구어 떫은맛을 없앤 후 물기를 짜고 분마기에 간 다음 쌀죽 쑨 것에 시금치를 넣어 다시 끓인다. 이유식 후기쯤에는 신선한 시금치를 잘게 썰어 멥쌀과 죽을 쒀서 먹인다.

■ **참고** : 이유식 중기에는 시금치호박죽도 좋다. 불린 쌀을 볶다가 물을 붓고 끓여 어느 정도 끓으면 다진 호박과 당근, 데친 시금치를 넣어 다시 끓인 후 참기름을 조금 넣는다.

## 12. 오디죽

■ **적응** : 오디(뽕나무 열매)로 죽을 만들면 향과 맛이 좋고 달다. 혈액이 부족한 아기, 어지러워하고 잠을 잘 이루지 못하는 아기, 눈이 침침하며 안 좋은 아기, 혈허에 의해 생긴 변비로 고생하는 아기, 신경이 약한 아기에게 좋다.

■ **제조 · 복용법** : 잘 익은 자색의 오디를 넣고 쌀죽을 쒀서 따뜻하게 먹인다.

## 13. 우유죽

■ **적응** : 허약한 아기, 영양불량인 아기, 빈혈이 있는 아기, 병후 변비로
고생하는 아기 등에게 좋다. 맛과 향도 입에 맞는다.

■ **제조 · 복용법** : 우유와 멥쌀로 죽을 쒀서 먹인다. 이유식 초기에는 타
락미음을 만들어 먹인다. 불린 쌀을 끓여 푹 퍼진 것을 고운 체에 내
린 후 우유를 넣고 저으면서 한소끔 더 끓여서 만든다.

■ **참고** : 우유감자미음도 좋다. 껍질 벗긴 감자를 찐 후 뜨거울 때 체에
내려 우유와 함께 약한 불에서 끓인다. 혹은 우유생선조림을 만들어
먹인다. 흰살생선을 데쳐 분마기에 갈아 우유와 함께 살짝 끓인 후
전분을 걸쭉하게 탄다. 혹은 우유연두부당근미음을 만들어 먹인다.
연두부를 체에 내려서 으깨고 삶아 으깬 당근과 우유를 넣어 함께 끓
인다.


## 14. 잣죽

■ **적응** : 허약한 아기, 호흡기가 약하여 마른기침을 자주 하고 목이 마
르며 피부가 건조한 아기, 체질이 약하고 장이 건조하여 습관성 변비
로 고생하는 아기 등에게 좋다.

■ **제조 · 복용법** : 잣 5g을 짓찧어 진흙처럼 만들고 찹쌀 10g과 물
100cc를 넣고 약한 불로 죽을 만든 후에 설탕 적당량을 넣어 따뜻하
게 먹인다.

■ **참고** : 이유식 중기쯤에는 잣생선죽을 만들어 먹인다. 불린 쌀을 육수
로 끓여 죽을 쒀서 삶아 부순 흰살생선과 다진 양파, 호박을 넣고 더

끓인 후 으깬 잣을 넣는다.


### 15. 콩국죽

■ **적응** : 콩즙을 쌀과 함께 죽을 쑤면 향이 좋고 입에 맞으며, 영양이 풍부하다. 생장 · 발육을 촉진하고, 체력을 증강하며, 질병에 대한 저항력을 키울 수 있다.

■ **제조 · 복용법** : 콩은 물에 5~6시간 불린다. 불린 콩을 찬물에 넣어 삶는데, 끓기 시작해서 2~3분 동안만 삶는다. 삶은 콩을 믹서에 갈아 콩물을 받아 불린 쌀과 함께 끓이다가 쌀알이 퍼질 때 콩 앙금을 넣어 끓인 후 먹인다.

■ **참고** : 이유식 초기에는 콩 대신 연두부를 이용하면 더 좋다. 예를 들어 연두부죽이 좋다. 쌀로 죽을 쑨 후 육수를 붓고 다진 연두부를 넣고 다시 끓여 식힌 다음 분마기에 곱게 간다. 또 연두부당근미음도 좋다. 연두부를 체에 내려 으깨고 삶아 으깬 당근과 우유를 넣고 함께 끓인다. 이유식 완성기에는 어른 식사와 비슷하게 먹이는데, 예를 들어 두부굴된장국이 좋다. 굴을 엷은 소금물에 씻어 다지고 썰어놓은 두부와 함께 데쳐서 찬물에 헹군 다음 잘게 썬 시금치와 함께 된장 푼 물로 끓인다.

# 2장

# 보다 튼튼하게
# 보다 크게
# 보다 똑똑하게
# 키우는 음식

# 음양과 오장을 보하기 위한 기본 사항

음양과 오장을 보하기 위해서는 첫째, 어린이는 음기(陰氣)를 보충해야 한다. 어린이는 발육시키는 에너지는 왕성하지만 후천적으로 신체를 자윤하고 배양하는 물질적 기초가 미흡하기 때문에 양기를 보충시키기보다 부족한 음기를 보충시키는 데 더 중점을 두어야 한다.

둘째, 어린이는 비장의 기능을 돋우어주어야 한다. 어린이는 비장기능이 항상 부족하여 소화기 질환이나 만성 영양장애성 질병이 많이 생긴다.

셋째, 어린이는 폐장의 기능을 돋우어주어야 한다. 어린이는 폐기능이 항상 부족하여 호흡기 질환이 많고 땀을 많이 흘린다.

넷째, 어린이는 신장의 기능을 돋우어주어야 한다. 어린이는 신장기능 부족으로 지능저하 및 발육장애를 비롯해서 해로(解顱, 숫구멍이 안 닫히는 병), 오지(五遲, 잘 걷지 못하거나 치아가 늦게 나는 등 5가지 발육부전), 오연(五軟, 목을 못 가누거나 손발에 힘이 없는 등 5가지 발육부전) 등이 잘 나타난다.

다섯째, 어린이는 지나치게 왕성한 간장의 기능을 안정시켜야 한다. 어린이는 간기능이 항상 지나치게 왕성해서 열성 질환의 발병률이 높으며, 경기를 일으키기 쉽다.

# 04

# 체질 보강을 위한 기본 사항

어린이의 체질을 감별하기는 쉽지 않다. 처음부터 체질을 세분하기는 힘들므로 우선 양성 체질인지 음성 체질인지부터 구분해보는 것이 좋다.

양성 체질은 체온이 높은 편이다. 더우면 짜증을 내고 서늘한 것을 좋아하며, 물을 많이 마시되 특히 찬물을 즐긴다. 식욕이 왕성한 편이고, 쓴 것도 어렵지 않게 잘 먹는 것이 특징이다. 변비가 잘 되거나 열에 의해 소변이 붉으면서 탁하고, 분량 역시 적고 횟수도 드문 편이다. 발악에 가까울 정도의 분노성 울음을 잘 터뜨리며, 열성 질환을 앓게 되면 열성 경기를 잘 일으킨다. 양성 체질 어린이에게는 다음 식품이 좋다.

- 곡류는 멥쌀, 녹두, 보리, 팥, 강낭콩, 옥수수, 들깨 등이 좋다.

- 채소나 과일류는 배추, 오이, 호박, 가지, 시금치, 숙주나물, 상추, 미나리, 아욱, 토마토, 버섯, 포도, 감, 다래, 귤, 자두, 수박, 참외, 배, 딸기, 바나나, 멜론 등이 좋다.
- 해산물은 굴, 조개, 전복, 홍합, 해삼, 새우, 붕어, 낙지, 오징어, 청어, 가자미, 잉어, 자라, 김, 다시마, 미역 등이 좋다.
- 육류나 기타 식품은 돼지고기, 오리, 된장, 두부, 두유, 달걀 등이 좋다.

음성 체질은 체온이 낮은 편이다. 그래서 따뜻한 곳을 찾으며, 음료도 따뜻한 것을 즐긴다. 음식은 단것을 즐기고 소식하며 편식 경향이 있다. 소화가 제대로 되지 못하고 뱃속이 항상 꾸르륵거리며 설사하기 쉽다. 소변이 맑고 분량이 많으며 횟수도 잦다. 근골이 박약하고 근육이 무른 편이다. 사소한 것에 감정 변화가 크다. 음성 체질 어린이에게는 다음 식품이 좋다.

- 곡류는 콩, 밀, 율무, 좁쌀, 수수, 참깨, 찹쌀 등이 좋다.
- 채소나 과일류는 무, 연근, 호박, 고구마, 마, 당근, 쑥, 양배추, 아욱, 감자, 양파, 대추, 사과, 오디, 레몬, 복숭아 등이 좋다.
- 해산물은 명태, 조기, 갈치, 참치, 대구, 멸치, 장어, 삼치, 도루묵 등이 좋다.
- 육류나 기타 식품은 쇠고기, 닭고기, 염소고기, 우유, 버터, 치즈, 칡, 꿀, 엿 등이 좋다.

# 05

# 체력과 저항력을 길러주는 식품 베스트 10

### 1. 감자는 면역력을 키우는 영양식품이다

감자는 알칼리성 식품으로 철분과 칼륨 등 무기질이 풍부하며, 피로를 회복시키고 면역능력을 도와 감기를 예방한다.

단, 열이 많은 어린이에게는 너무 많이 먹이지 않는 것이 좋다.

### 2. 달걀은 기혈을 모두 보강하는 완전식품이다

달걀의 흰자는 성질이 차고 노른자는 성질이 따뜻하다. 그래서 아기의 이유식 초기에는 노른자만 먹이고, 이유식 후기쯤 가야 달걀의 흰자까지 먹일 수 있다. 또 흰자는 기를 보충해주고 노른자는 피를 보충해주며, 흰자는 유기물을 흡수하는 능력이 있고 노른자는 영양작용을 한다.

따라서 항상 기가 부족하고 영양상태가 부실해지기 쉬운 어린이에게 기혈 양면을 동시에 보강해줄 수 있는 좋은 식품이 바로 달걀이다.

단, 달걀은 알레르기 질환을 유발할 수 있는 식품이므로 알레르기성 어린이에게는 주의해야 한다.

### 3. 두부는 기력을 보충하는 영양제이다

두부는 풍부한 단백질과 엄청난 양의 칼슘, 그리고 리놀레산과 비타민 B군 등이 풍부한 영양제이므로 기력을 보충한다. 신경안정과 소화촉진 작용을 하며, 기관지염에도 좋다. 연두부에는 비타민 B₁과 칼륨 함량이 많고, 손두부에는 단백질과 칼슘 및 철분 함량이 많다. 혈열(血熱) 타입에는 연두부를, 기허(氣虛) 타입에는 손두부가 잘 어울린다.

단, 냉한 체질로 설사를 잘 하는 어린이, 방귀를 잘 뀌는 어린이, 여름에 땀을 많이 흘리는 어린이에게는 많이 먹이지 않는 게 좋다.

### 4. 마는 몹시 여위고 기력이 허약할 때 좋다

마는 몹시 여위고 기력이 허약할 때 좋은 식품이다. 또한 선천적으로 폐기능이 약한 체질의 어린이에게 좋다. 설사를 잘 하고, 소변이 시원하지 않거나 야뇨증이 있는 어린이에게도 좋다.

단, 냉한 체질의 어린이가 항상 속이 더부룩하고 잘 체할 때는 많이 먹이지 않는 게 좋다. 대변이 굳은 경우, 잘 붓는 경우, 혀에 태가 두껍게 앉은 경우에도 좋지 않다.

## 5. 멸치는 생명력이 강한 따뜻한 식품이다

멸치는 체력이 항상 약하면서 냉한 체질인 어린이에게 좋은 식품이다. 칼슘이 많아서 불안·초조해하며 눈이 잘 충혈되고, 양 뺨에 열기가 달아오르며, 입이 마르고 입에서 단내가 나거나, 혹은 대변이 굳은 어린이, 특히 내성적이고 세심한 성격의 어린이에게 좋다. 말린 멸치를 우려낸 물로 장국을 끓여 먹이면 좋다.

## 6. 밀은 체력을 돕고 머리를 맑게 한다

밀은 체력과 저항력을 키운다. 간이 혈액을 듬뿍 간직할 수 있도록 돕고 심장기능도 돕는다. 글루텐 성분이 가수분해로 글루타민산이 되어 머리를 맑게 해준다. 특히 열이 있고 땀을 많이 흘릴 때 좋으며, 대변 소통도 원활하게 해준다.

단, 몸이 냉한 어린이에게는 좋지 않다. 밀가루는 정제할수록 영양분이 적어지며 오히려 변비를 일으키므로, 가급적 껍질과 배아를 함께 제분한 통밀가루를 이용하는 게 좋다.

## 7. 오가피는 어린이의 다리 힘을 길러준다

오가피는 각연(脚軟)이라고 해서 어린이가 다리에 힘이 없어 보행이 순조롭지 못할 때 좋다. 간장과 신장의 기능을 강화하여 근육과 뼈를 튼튼하게 하는 작용, 다시 말해서 장골(壯骨)하고 강근(强筋)하는 효과가 있기 때문이다. 오가피를 살짝 볶아서 끓이면 향기가 좋다.

## 8. 조기는 이름 그대로 '조기(助氣)' 하는 식품이다

조기는 양질의 단백질 등 영양가도 높다. 기력을 북돋아주기 때문에 이름도 '조기(助氣)'라고 했으며, 혈액순환을 촉진시키기 때문에 무기력하기 쉬운 어린이에게 좋다. 또한 심신을 안정시키고, 설사를 멈추게 하며, 위장을 튼튼하게 하고, 소화를 촉진시키기 때문에 설사를 자주 하거나 복부가 팽팽해지기 쉬우며, 음식에 잘 체하고, 식욕이 떨어지기 쉬운 어린이에게 좋다.

단, 열이 많아 종기가 잘 생기거나, 얼굴이 붉게 상열되며, 변비가 심할 때는 좋지 않다. 또한 감기로 기침을 할 때 먹으면 증상이 더 악화될 수 있으므로 주의해야 한다.

## 9. 표고버섯은 체력보강과 식욕증진에 효과가 있다

표고버섯은 체력보강과 식욕증진에 효과가 있으며, 장의 연동운동을 증진시켜 변비를 방지하고, 적혈구를 늘려 빈혈을 개선한다. 또한 혈액순환을 촉진한다.

단, 햇볕에 말린 표고버섯을 써야 한다. 말린 표고에 케톤류가 많기 때문이며, 특히 에르고스테린 성분은 햇볕에 말린 표고에서만 얻을 수 있기 때문이다.

## 10. 황기는 원기를 돋우는 효과가 큰 약재이다

황기는 원기를 북돋아주는 효과가 크기 때문에 기운이 없거나, 추위를 잘 타거나, 추웠다 더웠다 하거나, 몸이 여위면서 땀을 많이 흘리는 허약한 어린이에게 좋다. 또한 면역 반응성을 고조시키고, 소장의 포도당과 아미노산 흡수율을 높이며, 피부를 곱고 아름답게 해준다. 대추와 함께 끓여 차로 먹이거나 삼계탕을 요리할 때 황기를 넣으면 좋다.

단, 식은땀이 많이 날 때는 날것을 그대로 쓰고, 만성 소화기 질환이나 폐 질환을 치료하거나 보약에 넣을 때는 꿀물에 불린 다음 볶아서 쓴다.

# 피와 살이 되는 보혈 식품 베스트 10

### 1. 굴은 생혈(生血) · 정혈(淨血) · 보혈(補血) 식품이다

굴은 어패류 중에서 여러 가지 영양소를 가장 이상적으로 갖고 있는 영양 덩어리이다. 혈액을 생성하거나 생성된 혈액을 맑게 해주는 보혈 식품이다. 또 소화도 잘 시킬 뿐 아니라 신경을 안정시키는 데도 좋다.

단, 몸이 찬 어린이에게는 많이 먹이지 않는 것이 좋다. 또 5~8월엔 영양도 떨어지고 수컷이 돌연변이하여 암컷이 되므로 이때 먹으면 중독이 될 수 있다.

### 2. 구기자는 음액과 골수를 충족시킨다

구기자는 음액과 골수를 충족시키며, 근육과 뼈를 튼튼하게 하고, 눈을 밝게 하며, 다리에 힘이 없을 때 힘이 생기게 한다. 기침이 심하면서 낫지 않고 오래 끌 때 기침을 가라앉히고, 시력이 감퇴될 때 시력을 강화시키는 좋은 효과를 지닌 약재이다. 특히 구기자는 몸이 마르고 성격이 예민하고 허약한 아이에게 도움이 된다.

단, 유난히 몸이 뜨거워 추위를 타지 않는 어린이에게는 맞지 않는다. 또한 감기나 설사를 앓을 때는 쓸 수 없다.

### 3. 다시마는 적혈구나 혈색소를 늘린다

다시마는 적혈구나 혈색소를 늘리는 등 혈액 형성을 강하게 자극한다. 혈액순환과 신진대사를 원활하게 해주며, 장에 필요한 균을 도와 장을 튼튼하게 만들기 때문에 배변을 부드럽게 한다. 또한 칼슘이 많으며 미네랄이 풍부한 대표적인 알칼리성 식품으로 갑상선 호르몬의 생성을 도와 어린이에게 잘 나타날 수 있는 갑상선 기능저하증을 막아줄 수 있으며, 뼈를 튼튼하게 해준다. 운동능력을 증강하고 피로회복을 빠르게 하며, 어혈을 풀고, 근육이 뭉친 것이나 체내에 응어리가 생긴 것을 삭힌다.

특히 겉껍질의 검은 부분에 발육촉진 성분이 있으므로 버리지 않도록 한다.

### 4. 송화는 혈중 헤모글로빈을 증가시킨다

송화는 혈중 헤모글로빈을 증가시키는 작용을 하므로, 얼굴에 화색이 없고 탄력이 떨어지면서 빈혈이 심한 어린이에게 좋다. 또한 단백질, 비타민, 무기질이 풍부하게 함유되어 있어 체력을 증강시키고 신경을 안정시켜 불안·초조·불면을 없애주며, 신경성 소화기 장애를 다스리기도 한다.

송화가루는 소나무 꽃봉오리를 따서 따뜻한 곳에 종이를 깔고 놓아두면 꽃가루가 떨어진다. 이 가루를 고운 체로 내린 다음 물을 부어 여러 번 젓고, 다시 면으로 된 자루에 부어 물기를 뺀 다음 거친 가루를 골라내고 말린 후 써야 한다.

송화가루를 꿀에 반죽하여 다식판에 박아낸 송화다식이나 송화를 무명 주머니에 넣고 뜨거운 물에 우려낸 송화차는 독특한 맛과 향으로 아주 유명하다. 이유식으로는 미음에 송화를 타서 먹인다.

단, 질 좋은 송화를 선별하여 구입하는 것이 무엇보다 중요하다.

## 5. 당귀는 보심(補心), 생혈(生血)한다

당귀는 심장기능을 보강하고 혈액 생성을 촉진한다. 비타민 $B_{12}$를 비롯해 엽산 등을 함유하고 있기 때문에 빈혈을 예방하는 효과가 있다. 항상 피로하고 의욕이 없으며 무기력할 때, 얼굴이 누렇게 들뜨고 눈이 침침해지며 손발이 냉할 때, 머리카락이 빨리 나지 않거나 잘 빠질 때 좋다. 물론 대변이 굳을 때도 좋다.

단, 열성 체질로 체온이 높은 어린이, 소화기가 약해 식욕이 없거나 소화를 못 시키거나, 혹은 변이 항상 묽거나 설사를 잘 하는 어린이에게도 삼가는 것이 좋다.

## 6. 딸기는 빈혈에 좋고 혈색도 좋게 한다

딸기에는 철분이 많이 들어 있어 빈혈에 좋고 혈색도 좋게 해준다. 비타민 C가 풍부하며, 해열 · 이뇨 · 거담 작용도 하기 때문에 감기의 열을 떨어뜨리며, 기관지염이나 기타 호흡기 질병으로 가래가 가랑거릴 때도 좋다. 또한 잇몸을 튼튼하게 해준다. 딸기는 우유와 배합하면 좋다. 딸기를 우유와 배합하면 딸기에 부족한 단백질과 칼슘 등을 보강할 수 있기 때문이다.

단, 딸기는 잼을 만들지 말고 신선한 그대로 먹는 것이 가장 좋다.

## 7. 브로콜리는 저항력을 높이고 알레르기를 예방한다

브로콜리는 체력을 길러주는 단백질을 비롯해서 비타민 A, B, C가 많고 무기질도 풍부하다. 바이러스에 대한 저항력을 높이고 감기를 막아주며, 피부나 점막의 저항력을 높일 뿐 아니라 세포를 지켜주는 인터페론의 분비를 촉진시키는 효능이 있다고 알려져 있다.

혈액순환도 원활하게 해주며, 철분을 풍부하게 함유하고 있기 때문에 빈혈에도 도움이 된다. 뼈가 약할 때도 좋으며, 알레르기성 질환을 예방해주는 효과도 큰 것으로 알려져 있다.

## 8. 새우는 기력을 증진시키며 뇌수를 충족시킨다

새우는 기력을 증진시키며, 뇌수를 충족시키고, 빈혈도 개선하며, 눈과 치아를 튼튼하게 해준다. 특히 새우젓은 단백질, 칼슘이 들어 있는 뛰어난 영양 보급원이며, 소화에도 많은 도움을 준다.

단, 알레르기 체질이나 냉성 체질인 어린이는 새우를 피하는 것이 좋다.

## 9. 양파는 뇌신경에 에너지를 공급한다

양파는 위액 분비를 촉진시켜 소화력도 높여주고, 변비를 없애준다. 또한 뇌와 신경에 필요한 에너지를 공급하여 정신을 향상시키고 마음을 편안하게 해준다. 특히 복부 냉증을 없애며, 더위에 지쳐 식욕도 떨어지고 헛배가 불러오며 설사할 때 좋다.

단, 열성 체질인 어린이에게는 과용하지 않도록 한다.

## 10. 전복은 보혈시켜서 열을 떨어뜨린다

전복은 열이 얼굴로 달아오르고, 눈이 잘 충혈되거나 입과 목이 자주 마르며, 갈증으로 찬물을 즐겨 찾고, 구취가 심하거나 입 안이 잘 헐고 혓바늘이 잘 돋으며, 잇몸이 자주 부을 때 좋다. 혹은 사소한 일에도 짜증을 잘 내거나 잘 보채며 감정의 변화가 심할 때 좋다.

단, 속이 냉할 때나 설사할 때는 삼가는 것이 좋다.

# 07 머리를 좋게 하고 마음을 편안하게 하는 식품 베스트 10

### 1. 녹두는 신경질적인 어린이에게 좋다

녹두는 신경질적인 어린이, 화증이 있는 어린이, 속에서 열불이 나는 어린이, 열성 체질로 더운 것을 못 참는 어린이, 몸 안에 생긴 열독으로 걸핏하면 부스럼이 잘 나는 어린이에게 잘 어울리는 식품이다.

열성 체질은 입 안도 잘 헐고 입 냄새가 나며, 열 때문에 소변이 농축되기 쉽다. 녹두를 싹 틔워 숙주나물로 키워 먹여도 좋다. 《본초강목》에서는 '사람 몸에 가장 좋은 나물'로 숙주나물을 꼽을 정도이다.

단, 냉증 체질이 녹두를 자주 먹으면 원기가 떨어진다. 소화기가 약한 어린이에게도 좋지 않다.

## 2. 대추는 잘 놀랄 때 안정제로 좋다

대추는 신경안정 작용이 크다. 신경성으로 얼굴에 열이 훅 달아오르기도 하고, 몸이 노곤하며 마음이 번거로워질 때, 걸핏하면 노여움을 타고 대수롭지 않은 일에도 울음을 터뜨리거나 잠을 잘 못 이룰 때, 감정이 쉽게 바뀌고 어디에도 열중하지 못하여 괜히 부산한 데다 하품을 자주 할 때, 밤중에 자주 깨거나 악몽을 꾸는 것처럼 자지러지게 깜짝 놀랄 때 좋다. 또한 오장의 기능을 보하며 12경맥을 돕고, 기침을 멎게 하고 건조한 목을 풀어주며, 소화흡수 능력을 키우고 변비도 없앤다.

단, 생대추를 많이 먹으면 몸에 열이 생기고 소화장애를 일으킨다. 또한 열성 체질로 입이 마르고 변비가 있을 때도 삼가야 한다.


## 3. 땅콩은 기억력을 증진시킨다

땅콩의 지방은 콩의 3배, 비타민 $B_1$은 12.6배에 이르며, 리신, 레시틴, 비타민 $B_1$, $B_2$, E 등도 많다. 땅콩은 적혈구를 증식시켜 철분의 흡수를 향상시키고, 기억력을 증진시키며, 호흡기 기능을 강화한다. 땅콩의 붉은 껍질에는 조혈 효능이 있기 때문에 껍질째 먹이는 게 좋다.

단, 땅콩이 굳어져 딱딱해진 것은 기름기가 산화되었을 수도 있으므로 주의해야 한다. 또한 땅콩에 곰팡이가 피면 아플라톡신이 생겨 독이 있으므로 먹을 수 없다.


## 4. 홍화는 머리를 좋게 하는 셀레늄을 갖고 있다

홍화(잇꽃)에는 셀레늄이 많이 들어 있다. 이는 머리를 좋게 해주는 성분이다. 홍화는 혈액순환을 원활하게 해주며, 심장기능을 강화하고, 피부를 맑게 해준다. 한편 홍화씨에서 짠 기름에는 리놀산이 많이 함유되어 있으며, 대단한 체력 보강제로 알려져 있을 뿐 아니라 머리를 총명하게 해준다고 알려져 있다. 또한 홍화씨는 어린이의 뼈를 강화하고 성장에도 도움이 된다.

단, 홍화를 적당히 쓰면 혈액순환도 촉진하고 혈액을 생성하기도 하지만, 지나치게 많이 쓰면 오히려 피를 파괴하므로 양이 과다하지 않게 조심해야 한다. 그리고 홍화씨 기름은 빛이나 열, 공기 등에 닿으면 유해물질로 변하기 쉬우므로 될수록 빨리 쓰고 보관에도 주의해야 한다.


## 5. 미역은 신경을 진정시킨다

미역은 번열증을 내리며, 신경을 진정시키는 효과가 있다. 그래서 속에 열을 느끼며 가슴이 답답해하거나 화를 잘 내고 잘 보채는 어린이에게 좋다. 또한 미역은 피를 만들어주고 피를 깨끗하게 해주며, 뼈를 강화하고, 변비를 개선해준다. 미역 요리를 할 때는 참기름과 함께 조리하면 미역의 요오드 흡수율이 훨씬 높아진다.

단, 냉성 체질의 어린이에게는 많이 먹이지 않는 게 좋으며, 설령 미역이 잘 맞는 열성 체질이라고 해도 한꺼번에 많이 먹으면 복통을 일으키기 쉽고, 요오드 과잉이 되므로 주의해야 한다.


## 6. 상추는 감정이 격변할 때 좋다

상추는 신경안정 작용을 한다. 그래서 신경과민이 되거나 화증을 일으키기 쉽고, 감정의 격변이 심한 어린이에게 잘 어울리는 식품이다. 가슴이 답답하거나, 가슴속에서 열불이 나거나, 머리가 무겁고 멍하거나, 잠이 안 올 때도 좋다.

또한 소변을 원활하게 하는 이뇨작용을 하며, 열성 체질로 구취가 심해질 때도 좋다. 피를 맑게 하는 정혈작용 및 해독작용도 하므로 피부 트러블을 잘 일으키거나 상습적으로 변비가 있는 어린이에게도 좋다.《동의보감》에서는 붉은 빛이 도는 상추를 '자와' 라고 하는데 독이 있다고 했다.

단, 냉한 체질, 또는 설사를 자주 할 때는 맞지 않는다.

## 7. 소엽은 신경이 예민하고 소화기가 약할 때 좋다

소엽은 차조기라는 풀의 잎이다. 신경이 예민하여 불안 · 초조해하고 짜증을 잘 부리며, 식욕이 변하고 소화도 못 시키며, 트림을 자주 하고, 목에 뭔가 막힌 것 같아 뱉어도 뱉어지지 않고 삼켜도 삼켜지지 않으며, 가슴도 답답하고 헛배가 잘 불러올 때 좋다. 따라서 선천적으로 신경이 예민하면서 소화기가 약한 어린이에게 잘 어울리는 약용식품이다.

또한 감기로 오한이 생겨 온몸이 쑤시거나 콧물이 흐르고 가슴이 답답하며 목이 마를 때도 좋다. 물론 목구멍이 아프면서 누렇고 끈끈한 가래가 많이 나와 고생을 할 때, 알레르기성 비염처럼 코가 막히고 희고 맑은 가래가 나올 때도 좋다.

일본에서 상식하고 있는 '우메보시' 라는 것이 바로 매실을 소엽으로 빨갛게 물들인 식품이다. 특히 자색의 소엽을 '자소' 라고 하는데, 자색이 아닌 것은 향이 없어 약효가 떨어진다.

### 8. 오미자는 뇌파를 자극해 기억력을 높인다

오미자는 심장기능을 강화하여 중추신경을 흥분시키며, 시각의 감수성을 증가시켜 눈을 밝게 하고, 뇌파를 자극하는 성분에 의해 기억력을 증진시킨다. 또 간장기능을 강화하며, 갈증을 내리고, 비위장 소화기능을 강화하며, 폐장기능을 강화하여 기침·가래·천식을 가라앉힌다.

또한 신장기능을 강화하여 소변이 잦은 것을 개선한다. 봄을 타는 춘곤증을 풀며, 기운을 북돋워주고 장을 튼튼하게 하며, 지나치게 땀을 많이 흘리는 탓에 진액 소모가 많아서 온몸이 나른하고 입이 마를 때도 좋다.

단, 기침 초기에 열이 있을 때나 땀이 나지 않으면서 열이 있을 때는 삼가는 것이 좋다.


### 9. 토마토는 총명하게 해주는 성분을 갖고 있다

토마토는 머리를 총명하게 해주는 성분을 함유하고 있으며, 신경 흥분으로 긴장·불안할 때 진정작용을 한다. 따라서 감정의 변화가 매우 심한 어린이에게 좋다. 토마토는 소화를 돕고 간장기능을 좋게 해주며, 피로를 빨리 회복시킨다. 또 피를 맑게 해주는 정혈작용도 뛰어나다.

단, 냉한 체질은 많이 먹지 않는 것이 좋다. 토마토는 성질이 찬 편이므로 생으로 먹으면 몸을 차게 한다. 그러므로 이유식으로 줄 때는 완전히 익은 것을 먹이거나 가열해서 먹이는 것이 좋다.


### 10. 호두는 열량이 높고 영양가가 풍부한 건뇌식품이다

호두는 신경안정제 역할을 할 뿐 아니라 세포의 방수성을 높이며, 수분

배출을 돕고 뇌세포를 활성화시키며, 원기를 돋우고 기력을 강화한다. 특히 만성 기관지염, 천식, 기침이 심하고 가래가 많을 때 아주 좋다.

단, 열성 체질 또는 대변이 항상 묽은 어린이에게는 좋지 않다. 또 여름에는 먹이지 않는 것이 좋다. 다음해 4~5월이 지나면 기름기가 절어서 맛도 없고 영양가도 떨어지기 때문이다.

# 08

# 식욕을 증진하고 소화 흡수력을 높이는 식품 베스트 10

### 1. 감은 위를 활발하게 하고 장을 튼튼하게 한다

감은 설사를 다스리는 정장작용을 하고, 찔끔거리며 잘 나오지 않는 소변을 시원하게 풀어준다. 특히 곶감은 위장기능을 활발하게 하고 장을 튼튼하게 한다.

단, 떫은 감은 철분이 몸 안에 흡수되는 것을 막으므로 철 결핍성 빈혈인 어린이에게는 먹이지 않아야 한다. 떫은 감은 펩신, 트립신, 디아스타제 등 소화효소의 작용을 방해하므로 어린이에게 먹이지 않는 것이 좋다.

### 2. 다래는 소화가 안 되고 울렁거릴 때 좋다

다래는 열이 나서 가슴이 답답하고 잠을 잘 이루지 못할 때 좋다. 특히 음식을 먹고 나서 자꾸 토하거나 속이 울렁거릴 때도 좋다. 물론 소변도 잘 나오게 하며, 다리에 힘이 없을 때도 도움이 된다. 한편 키위는 다래 종류인데, 단백질 분해효소인 액티니진이 들어 있어 고기를 부드럽게 하는 연육제로 이용되기도 하며, 육류를 먹은 후 위장이 거북할 때도 좋다.

단, 다래나 키위는 몸이 차고 소화기가 약한 어린이에게는 좋지 않다. 또한 키위는 익기 전에는 시고, 너무 익으면 물컹거려 맛도 없고 먹기 힘들므로 완전히 익지 않은 약간 단단한 것을 골라 적당히 익을 때까지 실온에 보관해두었다가 쓴다.

### 3. 엿기름은 대표적인 소화제이다

엿기름(보리길금)은 겉보리를 발아시킨 종자를 건조한 것이다. 한의학에서는 '맥아'라고 부르는데, 우선 소화제로 쓴다. 급성·만성으로 소화되지 않아 명치 밑이 뻐근하고 팽창해서 아프며 식욕이 떨어지고 트림이 나오며 신물이 넘어오는 것을 다스린다. 소화도 잘 되고 식욕도 증진되므로 기혈이 허해졌던 것도 개선된다. 엿기름을 볶아서 달인 후 그 물을 수시로 먹이거나, 식혜를 담가 자주 먹이는 것이 좋다.

단, 가래가 많은 기침을 할 때는 삼가야 한다.

### 4. 무는 디아스타제가 함유되어 있어 소화를 촉진시킨다

무는 디아스타제가 함유되어 있어 소화를 촉진시키고, 식물성 섬유가 있어 장내의 노폐물을 청소해준다. 또한 가래를 제거하고, 변통을 원활하게 해주며, 혈액을 깨끗하게 해서 세포가 탄력을 얻게 한다.

특히 무의 껍질에 소화효소와 비타민 C가 많으므로 껍질째 요리하는 것이 좋다. 한편 무잎은 몸의 여러 가지 기능을 조절하고 배변을 부드럽게 하며, 세포에 활력을 주는 작용도 뛰어나므로 무잎도 어린이에게 자주 먹이는 것이 좋다.

단, 무는 보통 겨울에 썰어 말리지만 신맛이 강한 여름무를 썰어 강렬한 햇볕에 말리면 철분, 비타민 $B_1$, $B_2$, 칼슘 같은 성분이 크게 늘어난다. 특히 철분은 시금치보다 많아질 정도이다.


## 5. 붕어는 위장의 기를 편안하게 해준다

《동의보감》에서는 붕어를 일컬어 "위장의 기를 편안하게 조화시키며 오장을 튼튼하게 하고 설사가 잦은 것을 다스린다"라고 했다. 붕어는 설사를 멈추게 하는 효과만 있는 것이 아니고, 소변을 시원하게 보게 해주는 식품이기도 하다.

단, 붕어를 회로 먹으면 간디스토마에 감염되기 쉽고, 비타민 $B_1$의 분해효소인 타미나아제가 있으므로 날것으로 먹으면 안 좋다.


## 6. 사과는 식욕을 증진시키며 대변을 고르게 해준다

사과는 변비에는 말할 것도 없고 설사가 심할 때도 갈아서 먹이면 속이 한결 편해진다. 펙틴 성분이 있어 장의 운동을 자극해주기 때문이다. 이 성분은 설사할 때는 장의 벽에 젤리 모양의 벽을 만들어 장벽을 보호하면서 유독성 물질의 흡수를 막고 장 안의 이상 발효를 막아주며, 변비일 때는 수분을 함유하여 변을 부드럽게 해준다. 또 위액 분비를 촉진시켜 식욕을 증진하며, 피로와 갈증을 풀고, 땀으로 소실된 체내의 알칼리 성분을 보충해주기 때문에 좋다.

단, 열성 체질인 어린이에게 사과를 많이 먹이면 가래가 잘 생긴다.


### 7. 수박은 더위를 먹어 식욕이 없을 때 좋다

수박은 특히 더위를 먹어 식욕이 전혀 없고, 갈증이 심하며, 소변이 농축되어 붉고 뻑뻑하며 잘 나오지 않을 때 좋다. 또 수박에 함유된 아미노산의 일종인 시트룰린이라는 성분이 작용해서 체내 독소를 요소로 변화시켜 소변으로 배출시킨다.

'수박물엿(일명 수박당)' 으로 만들어두면 한여름 수박철이 아니더라도 항상 먹일 수 있어서 좋다. 수박을 잘라 속을 숟가락으로 퍼낸 후 수박 속살을 믹서에 갈아 거즈에 밭쳐 즙을 짜낸 다음 과즙을 약한 불에서 끓이면서 붉은 거품이 뜨는 것을 떠내고 바닥에 눌어붙지 않도록 주걱으로 저어가며 물엿처럼 만든다. 이것을 냉장고에 보관해두고 먹인다.

단, 몸이 차고 소화기가 약하며 설사를 자주 할 때, 또는 평소에 물을 많이 먹지 않는 어린이에게는 많이 먹이지 않도록 한다.


### 8. 수수는 속을 따뜻하게 하고 장기능을 조절한다

수수는 녹말의 성질에 따라 메수수와 찰수수로 나뉘는데, 식용으로는 찰수수가 쓰인다. 《동의보감》에서는 "수수는 맛이 달고 깔깔하다. 성질이 따뜻하여 속을 따뜻하게 할 수 있고, 장의 기능을 조절하여 설사를 멈추게 하며, 갑자기 배가 아프면서 심한 구토와 설사를 일으키는 병을 다스린다"라고 했다. 그래서 급성 위염이나 급성 장염에 잘 걸리는 어린이에게 수수가 좋다. 또 수수는 소변 불통이나 천식에도 효과가 있다. 호흡기가 선천적으로 약한 어린이에게 수수가 좋은 식품이고 약이 된다.


### 9. 쑥은 속이 냉하고 소화기가 약할 때 좋다

쑥은 속이 냉하고 소화기가 약하며, 비위장이 혈액을 잘 통괄하지 못해 출혈이 생기기 쉽고, 허약하고 저항력이 약해 감기에 걸리기 쉬운 어린이에게 좋다. 워낙 냄새가 향긋하고 진하기 때문에 어떤 음식으로 만들어도 독특한 맛과 향이 강렬해서 어린이들이 먹기에 다소 거북하지만, 워낙 효과가 좋은 식품이므로 잘 적응시켜본다.

단, 약용하려면 묵은 쑥을 써야 한다. 쑥국, 쑥떡 등 쑥으로 요리할 때는 햇쑥이 좋지만 약으로 쓸 때는 묵은 쑥이 햇쑥보다 약효가 좋다.


### 10. 양배추는 소화장애나 위장을 정화시키는 데 좋다

양배추는 소화장애나 무기력, 잠을 잘 이루지 못하고 시달릴 때도 좋고, 감기에 걸렸을 때도 비타민 C가 풍부해서 효과가 있다. 양배추는 강력한 정화작용을 한다. 따라서 양배추를 많이 먹으면 위장이나 호흡기 속에 쌓여 있던 노폐물이 분해되어 정화되기 때문에 장과 피부가 깨끗해진다.

단, 어린이에게는 양배추의 녹색 부위를 더 많이 먹이는 것이 좋다. 녹색 부위가 담록색 부위나 백색 부위보다 비타민 A, C, U를 비롯해서 영양이 더 좋기 때문이다.

# 09

# 호흡기와 신장을 강화하는 식품 베스트 10

### 1. 검은콩은 신장기능을 강화하는 훌륭한 해독제이다

검은콩은 해독작용이 뛰어나며, 신장기능을 보양하고, 상기된 기를 아래로 끌어내리며, 피를 맑게 해준다. 약으로 쓸 때는 검은콩 중에서 가장 작은 것, 즉 검은 수콩을 쓰는데, 빛이 검으면서 단단하고 작다. 콩알이 쥐 눈알처럼 생겼다고 해서 '쥐눈이콩' 또는 '자리콩' 이라고 한다. 달여서 농축한 액을 마시면 뼛속 깊이 배어 있던 독까지 빠져나온다.

단, 끓일 때 설탕을 넣고 끓이면 젖산이 증가하여 피로해질 수 있다.

### 2. 고구마는 호흡기를 강화하며 변통을 좋게 한다

고구마는 베타카로틴 성분을 많이 함유하고 있어서 호흡기를 강화한다. 또한 고구마의 세라핀 성분이 변통을 부드럽게 해주어 변비를 막아주고, 고구마에 든 섬유질이 배변을 촉진하는 작용을 한다. 고구마를 먹을 때는 껍질째 쪄서 먹이는 것이 좋다. 식물섬유나 세라핀은 껍질 부분에 많기 때문이며, 또 껍질에 들어 있는 미네랄이 당분의 이상 발효를 억제해주기 때문에 많이 먹어도 가슴 쓰림 증상이 없다. 특히 고구마의 비타민 C 보유량은 뿌리채소 중에서 단연 으뜸이다.

단, 고구마에 검은색 반점이 생기면 이포메아마론이라는 독성 물질이 생기므로 주의해야 한다.

### 3. 더덕은 가래를 없애며 폐기능을 보강해준다

더덕을 '사삼'이라고 부른다. 더덕이 산삼이나 인삼처럼 몸에 좋다 하여 붙은 이름이다. 가래를 없애며 폐의 기능을 보강해준다. 또한 허해진 위를 튼튼하게 해준다. 특히 추웠다 열이 났다 하며 숨이 차면서 기침할 때 걸쭉하고 피고름이 섞인 가래가 나올 경우 효과가 있다.

단, 냉한 체질이 많이 먹으면 소화장애를 일으키기 쉽다. 또한 더덕을 요리할 때는 뿌리 가장 위에 있는 '노두'라고 하는 가는 뿌리꼭지를 떼어내고 써야 하며, 더덕의 껍질을 벗기고 자근자근 찧은 다음 찢어야 한다. 이때 생기는 진이나 즙은 버리지 말고 어린이에게 먹이는 것이 좋다.

### 4. 도라지는 기관지의 분비기능을 항진시켜 가래를 없앤다

도라지의 사포닌 성분이 기관지의 분비기능을 항진시켜 폐를 맑게 하고 가래를 없애준다. 따라서 천식이나 기관지염, 편도선염, 감기에 잘 걸리는 어린이, 또는 가래에 시달리는 어린이에게 효과가 좋은 식품이다. 도라지는 반드시 껍질을 긁어버리고 쌀뜨물에 담가두었다가 썰어서 볶아 써야 한다.

단, 도라지만 끓여 먹으면 약효가 너무 강해서 구토를 일으킬 수도 있으므로 감초를 조금 섞는 것이 좋다. 도라지를 달였을 때 윗부분에 생기는 부글거리는 거품을 꼭 걷어낸 후 먹여야 한다.

### 5. 배는 기관지염, 감기 후유증의 기침, 가래에 좋다

배는 기침, 가래에 좋다. 특히 기관지염 또는 감기 후유증으로 기침과 가래가 그치지 않을 때 좋다. 따라서 선천적으로 폐기능이 약한 어린이에게 배가 좋다. 물론 변비에도 좋고 이뇨작용을 하며, 소화효소가 많이 들어 있어 소화가 안 되어 속이 더부룩하거나 가슴이 답답할 때 먹으면 속이 시원하게 풀린다. 특히 육식을 소화시키는 데는 배가 좋다.

단, 소화력이 약한 어린이, 찬 것을 먹으면 속탈이 잘 나는 어린이가 배를 많이 먹으면 설사를 할 수 있으므로 주의해야 한다.

### 6. 오이는 몸속 불순물과 쓸데없는 염분을 배출시킨다

오이는 몸속의 열을 내려주면서 피를 맑게 해주고, 몸속에 쌓인 불순물과 쓸데없는 염분까지 배출시켜 어린이의 몸을 정화시키며, 이뇨작용이 탁월하다. 그러면서도 타액이나 위액 등 체액 성분을 보충해준다. 또 여름철 더위로 체내에 쌓인 열기나 장마철에 체내에 쌓이는 습기와 갈증도 풀어주고, 더위에 지쳐 몸이 나른하고 식욕이 뚝 떨어졌을 때도 좋다.

단, 평소에 몸이 냉하고 설사를 자주 하는 어린이에게 오이를 너무 많이 먹이면 몸이 점점 차가워져 몸의 균형이 깨져서 때로 더웠다 때로 추웠다 하기 쉽다.

### 7. 우엉은 노폐물의 배설을 순조롭게 한다

섬유질이 많은 우엉을 먹으면 신장기능이 좋아진다. 따라서 몸에 쌓여 있는 노폐물이 순조롭게 배설되며, 소변을 시원스레 못 볼 때도 좋다. 또한 입 안이 헐고 혓바늘이 잘 돋으며 잇몸이 잘 붓고 구취가 심해질 때도 좋다.

우엉의 식물성 섬유는 변통을 촉진하여 변비를 없애고 장내에 유익한 세균이 번식하는 데 도움을 준다. 우엉은 껍질에 영양가가 많고 맛도 좋으므로 될 수 있는 대로 껍질째 씻은 다음 연필 깎듯이 얇게 깎아 물에 담가두어 떫은맛을 우려낸 뒤 요리하는 게 좋다.

단, 우엉의 떫은맛은 타닌이 들어 있기 때문이므로 빈혈이 있을 때는 많이 먹이지 않는 것이 좋다. 철분의 흡수를 방해하기 때문이다. 또한 몸이 냉하고 설사를 자주 하는 어린이는 삼가야 한다.

### 8. 칡뿌리는 호흡기가 약하고 경기가 있을 때 좋다

칡뿌리(갈근)는 강력한 해열작용이 있어서 감기, 인플루엔자 등에 효과가 있다. 또한 천식을 다스리며 호흡기가 약한 것을 개선한다. 특히 장이 약해 유난히 뱃속이 부글거릴 때, 그리고 '만경풍'에 좋다. 만경풍은 구토, 설사 후나 중병을 앓은 후에 많이 나타나는 '경기'의 일종이다. 주로

몸이 차가워졌다 열이 났다 하며 입과 눈이 뒤틀리고 손발에 경련이 일어
난다.

한편 칡뿌리를 캐어 절구에 찧은 다음 물에 여러 번 헹구면 그릇 밑에
전분이 가라앉는데, 이것을 햇볕에 말린 갈분은 특히 감기 등으로 체표에
열이 심할 때 효과가 크다.

단, 위장이 허약한 어린이에게 칡뿌리를 먹이면 속이 메스꺼워지거나
식욕이 떨어질 수 있다.

### 9. 팥은 신장병, 방광염에 좋다

팥은 이뇨작용이 강한 식품이다. 그래서 신장병이나 방광염에 효과가
있다. 또한 열성 체질로 종기가 잘 나고 헌 데가 잘 생길 때 좋으며, 조혈
작용과 보혈작용을 한다. 팥은 해독작용도 강한데, 비타민 B₁과 사포닌
이 많이 들어 있어 독을 잘 푼다. 그리고 배변을 촉진하여 장을 깨끗이 해
준다.

팥은 작고 적색인 것을 써야 하며 알이 굵고 선홍색 또는 담홍색인 것
은 쓰지 않는다. 겉껍질에 영양분이 풍부하므로 껍질째 먹는 것이 좋다.
팥을 삶고 첫물을 그냥 버리는 것은 사포닌도 몽땅 버리는 것과 같으므로
버리지 말고 어린이에게 먹이도록 한다.

단, 소화기가 약하고 마른 어린이에게는 좋지 않다. 기운이 빠진다.

### 10. 호박은 부종 치료제이며, 해수 특효약이다

호박은 이뇨작용이 있어 부종의 치료제이고, 아울러 해수에 특효제이

다. 기침이 낫지 않고 오래 끌 때는 호박이 훌륭한 약이 된다. 또한 해독 작용이 있고 소화기도 편하게 해주므로, 특히 어떤 병을 앓고 난 후 회복기의 어린이나 위장이 약한 어린이에게 아주 좋다.

아직 익지 않은 호박의 어린 열매를 애호박, 익어서 잘 굳은 호박을 청동호박, 보기에 예쁜 호박을 화초호박이라 하는데, 어느 것이든 다 약효가 있다. 한편 호박씨에는 머리를 좋게 해주는 레시틴과 간장의 작용을 돕는 메티오닌이 많이 들어 있다. 특히 만성적인 기침, 천식 또는 어린이의 백일해에도 좋다. 따라서 호박씨도 어린이 간식에 적극 활용하는 것이 좋다.

# 어린이 음식 궁합

### 1. 감과 게

이유식으로 곶감을 쌀가루와 함께 갈아 죽을 쒀서 먹이면 좋다. 그러나 감과 게를 함께 먹으면 복통, 구토, 설사가 일어나기 쉽다. 감의 타닌산이 게의 단백질과 결합하여 딱딱하게 굳은 채 장에 남기 때문이다.

### 2. 감자와 치즈

감자에 부족한 단백질과 지방을 보충하면서 어린이 입맛에 맞게 맛있게 먹이려면 삶은 감자를 뜨거울 때 으깨어 생치즈를 섞어 먹인다. 치즈와 감자가 만나면 상호보완 작용으로 영양의 상승 효과를 가져와 거의 완벽한 식품이 된다.

### 3. 게와 차조기잎

게는 지방 함량이 적고 단백질이 풍부한 식품이기 때문에 비만이 우려되는 어린이나 허약한 어린이에게 특히 좋다. 게 요리를 할 때 오미자를 함께 넣으면 게를 삶아도 색이 변하지 않으며, 백지라는 약재를 함께 넣으면 게의 살이 흩어지지 않는다. 그러나 게를 먹고 중독되었을 때는 차조기잎을 생즙 내어 먹인다.


### 4. 굴과 레몬

굴은 어린이에게 도움이 되는 여러 가지 영양소를 가장 이상적으로 갖추고 있는 식품이다. 그러나 부패가 빠르다. 이때 레몬을 떨어뜨리면 나쁜 냄새도 없애고 식중독을 일으키는 세균을 살균시키며, 철분의 흡수 이용률도 향상시킨다.


### 5. 김과 기름소금

김은 알칼리성 식품으로 영양이 풍부하다. 특히 비타민 $B_{12}$는 해조류 가운데 김에만 들어 있다. 김의 향기는 미생물에 의해 분해되어 나오는 것인데 식욕을 증진시킨다. 김은 또 가래를 삭인다. 김을 구울 때 기름소금을 발라 두 장을 합쳐 구우면 베타카로틴의 흡수를 촉진하고, 향기 발산이 덜 되어 더 맛있다.


### 6. 녹두와 잉어

녹두는 염증성 질환을 소염시킨다. 그래서 피부에 발진, 종기 등이 잘 나는 열성 체질의 어린이에게 좋다. 그러나 녹두는 잉어와 상극 관계이다. 그리고 모든 약물과도 상극이다. 따라서 약을 복용 중일 때는 녹두를 금해야 한다.

### 7. 당근과 양배추, 당근과 오이

당근을 식용유와 함께 조리하면 카로틴 흡수율이 향상되며 소화·흡수가 잘 된다. 또한 당근주스를 만들 때 양배추를 함께 섞으면 더 또렷한 효과를 볼 수 있다. 그러나 당근과 오이를 배합하면 비타민 C를 파괴하는 아스코르비나아제 성분이 있어 비타민 C가 파괴된다.

### 8. 도라지와 굴, 도라지와 돼지고기

도라지는 감기에 잘 걸리는 어린이에게 효과가 있는 식품이다. 도라지는 굴과는 궁합이 잘 맞고, 돼지고기와는 궁합이 잘 맞지 않는다.

### 9. 돼지고기와 배추·생굴·새우

돼지고기와 배추, 생굴, 새우는 모두 궁합이 잘 맞는다. 새우젓과 돼지고기를 함께 먹으면 아무리 먹어도 느끼하지 않고, 새우젓이 돼지고기의 단백질과 지방 분해를 촉진해서 소화에도 더없이 좋다.

상추나 청포묵도 돼지고기와 잘 어울리며, 돼지고기와 녹두 역시 짝꿍을 이루는 식품이다. 또한 돼지고기는 오이, 가지, 우엉과 짝이 잘 맞는다. 그러나 매실, 도라지, 아욱과 배합하면 좋지 않다.

## 10. 두부와 무

두부는 비타민 B군이 풍부한 영양제이며, 필수 아미노산이 풍부한 단백질 식품이다. 그러나 두부를 먹고 때로 중독되는 일이 있다. 이때는 무 끓인 물을 먹이거나 무씨를 갈아 가루약처럼 먹이면 도움이 된다.


## 11. 딸기와 설탕, 딸기와 우유, 딸기와 콩

딸기는 어린이의 얼굴에 기미 같은 것이 앉지 않게 하며, 잇몸에서 피가 잘 나고 구내염에 잘 걸리며 구취가 심해지기 쉬운 어린이에게 좋다. 철분과 비타민 C도 풍부하다. 그러나 설탕을 타면 딸기의 비타민 $B_1$과 사과산, 구연산 등이 파괴된다. 딸기와 꿀을 배합하면 비타민 C의 흡수가 좋아진다.

딸기를 우유와 배합하면 딸기에 부족한 단백질, 칼슘 등을 보강할 수 있으며, 딸기는 콩의 불포화지방산이 산화하는 것을 막아주기 때문에 딸기와 두유를 섞고 레몬즙을 떨어뜨려 먹이면 좋다.


## 12. 마와 국수 · 버섯

마는 유난히 비만해지기 쉬운 체질의 가계(家系)에서 태어난 어린이, 그리고 선천적으로 폐기능이 약한 체질의 가계에서 태어난 어린이에게 좋은 식품이다. 그러나 마는 국수나 버섯과는 궁합이 안 맞고, 오리알과 함께 먹으면 복통을 잘 일으킨다.

### 13. 메기와 소의 간

메기는 몸이 약하고 무기력하며 피로를 잘 느끼는 어린이에게 좋다. 특히 철분이 많이 들어 있어서 빈혈이나 혈색이 안 좋은 어린이에게 아주 좋다. 또한 잘 부을 때나 코피가 잘 날 때도 효과가 있다. 소의 간, 꿩고기, 멧돼지고기와 함께 먹으면 좋지 않다.

### 14. 메밀과 무

메밀은 위와 장을 튼튼하게 한다. 특히 음식을 먹으면 잘 울렁거리거나 먹은 것을 토할 때 좋다. 또한 외피를 덜 벗긴 검은 메밀에는 섬유질이 많아서 변비 치료에 효과가 있으며, 혈액을 깨끗이 정화해주는 효과가 있다. 혹시 메밀을 먹고 체질에 맞지 않아 알레르기를 일으켰을 때는 무를 강판에 갈아 먹이면 된다.

### 15. 메추리와 타락죽, 메추리와 버섯

메추리는 어린이에게 아주 좋은 식품으로 성질이 따뜻하고 맛도 좋다. 내장기능을 보강하며, 기력을 강인하게 한다. 특히 팥과 함께 삶아 먹이면 설사에 좋고, 타락죽에 삶아 먹으면 하초(下焦)가 살찐다. 그러나 돼지 간이나 버섯과는 궁합이 맞지 않는다.

### 16. 무와 찹쌀

무에는 디아스타제가 함유되어 있어 소화를 촉진시킨다. 몸이 찬 어린이에게는 '무떡'이 좋고, 늘 소화가 안 되어 뭔가 얹힌 듯하고 속 쓰려하는 어린이에게는 무를 채썰어 찹쌀가루와 섞어서 '무떡'을 만들어 먹인다. 무와 찹쌀은 궁합이 잘 맞는다.

### 17. 미역과 참기름·두부

미역을 요리할 때 참기름과 함께 조리하면 미역의 요오드 흡수율이 훨씬 높아진다. 한편 이유식으로 두부를 많이 응용하는데, 두부를 많이 섭취하면 몸속의 요오드를 배출시킨다. 이때 필요한 것이 요오드를 풍부하게 함유하고 있는 미역이다.

### 18. 보리와 꿀

보리는 숨이 차고, 항상 나른하고 손발이 저리며, 가슴이 울렁거리고, 다리가 잘 부을 때 좋다. 또 입이 항상 쓰고 백태가 잘 끼며 입 안이나 혀가 패이면서 잘 곪거나 구취가 심할 때 좋다. 특히 열이 많은 어린이, 방광염에 잘 걸리는 어린이, 열에 의해 종기도 잘 나고 피부 트러블이 잦은 어린이는 보리를 자주 먹어야 피 속의 열기와 독기가 풀리고 피가 맑아진다. 그러나 보리는 꿀과 맞지 않는다.

### 19. 산딸기와 설탕

산딸기는 미열을 느끼거나, 잠자는 동안 땀을 많이 흘리거나, 잠을 깊게 이루지 못하고, 감정 조절이 안 되며, 눈이 충혈되면서 갈증이 심해지는 경우에 좋다. 그러나 설탕을 너무 가미하면 산딸기의 영양이 많이 소모된다.

## 20. 쇠고기와 파인애플 · 키위, 쇠고기와 돼지고기 · 부추

쇠고기는 기운을 돋우며 비위기능을 늘린다. 또한 허리와 다리를 튼튼
하게 한다. 쇠고기와 파인애플, 키위는 궁합이 잘 맞는다. 파인애플이나
키위는 단백질 분해효소가 있어서 쇠고기를 부드럽게 해주기 때문이다.
그러나 돼지고기, 부추, 생강과 함께 먹는 것은 좋지 않다.


## 21. 시금치와 우유, 시금치와 뱀장어

시금치는 그 잎이 대단히 부드러워 자극이 적고 소화를 촉진시킨다. 그
래서 이유식으로 많이 활용한다. 또한 체내에 유독한 독소를 배출시키며,
장과 위의 열을 풀고 변비도 개선한다. 특히 시금치와 우유는 궁합이 잘
맞는다. 철분이 많은 시금치를 우유와 함께 먹으면 흡수가 잘 되기 때문
이다. 그러나 뱀장어와 함께 먹으면 구토, 설사를 잘 일으킬 수 있다.


## 22. 우유와 된장 · 옥수수, 우유와 설탕

우유는 고단백 식품이며, 다양한 비타민이 총집결된 식품이고, 거의 모
든 무기질을 함유하고 있는 완벽한 식품이다. 특히 칼슘을 보급시켜 뼈를
튼튼하게 해주고 산성 체질을 개선시키며, 비타민 $B_2$를 보급시켜 어린이
뺨에 모세혈관이 빨갛게 드러나거나 입 끝이 갈라지고 입술이 트는 것을
막아준다.

우유는 된장과 잘 어울리므로 이유식으로 '우유된장국'을 끓여 먹이면
좋다. 또 옥수수와 우유도 궁합이 맞는다. 옥수수에 부족한 단백질을 우
유가 보충해줄 수 있다. 그러나 우유와 설탕은 맞지 않는다. 설탕이 우유

의 비타민 B를 파괴하기 때문이다.

### 23. 오이와 식초

오이는 싱그럽고 향이 좋은 식품이다. 몸의 열을 내려주면서 피를 맑게 해주고, 몸속에 쌓인 불순물과 쓸데없는 염분까지 배출시켜 어린이의 몸을 정화시킨다. 그러나 오이에는 비타민 파괴 효소인 아스코르비나아제가 들어 있어 다른 채소와 함께 주스를 만들 때나 요리할 때 비타민 C가 손실되기 쉬우므로, 식초를 약간 섞어 주스를 만들거나 염분을 조금 넣어 조리하면 좋다.

### 24. 잣과 해조류 · 우유

잣은 대단한 자양강장제로 피를 깨끗하게 해주는 정혈작용까지 한다. 비타민 $B_2$, 비타민 E, 철분 등이 엄청나게 함유되어 있다. 그러나 잣은 인이 많고 칼슘이 적은 산성 식품이기 때문에 해조류나 우유 등 칼슘이 많은 식품과 함께 먹이는 게 좋다.

### 25. 조개와 된장, 조개와 옥수수

조개 중 바지락조개는 간이 약한 어린이에게 좋으며, 무명조개는 몸에 부스럼이 잘 나거나 입이나 코 속이 잘 허는 어린이에게 좋고, 가막조개는 감기에 잘 걸리거나 소화가 잘 안 되는 어린이에게 좋다. 어떤 조개든 된장과 궁합이 잘 맞는다. 그러나 어떤 조개든 옥수수를 배합하면 소화장애를 일으켜 배탈이 나기 쉽다.

## 26. 조기와 오이, 조기와 기름

조기는 살이 부드러워 맛도 좋지만 양질의 단백질 등 영양가도 높다.
특히 굴비는 입맛을 살리며 소화를 촉진시킨다. 굴비를 구워 먹으면 오이
에 체했을 때 가장 좋다. 조기와 오이는 궁합이 맞는 까닭이다. 그러나 조
기를 기름에 튀겨 먹으면 냉이 생긴다. 조기와 식용유는 궁합이 안 맞는
까닭이다.

## 27. 청어와 고수풀 · 아욱 · 무씨

청어는 식욕을 늘려 살이 찌게 한다. 항빈혈 성분을 함유하고 있기 때
문에 빈혈에도 좋다. 고수풀이나 아욱, 부추와는 궁합이 맞고, 특히 무씨
를 씻어 물기를 빼고 프라이팬에서 볶아 가루 내어 1대2의 비율로 소금과
섞어놓고 구운 청어를 찍어 어린이에게 자주 먹이면 아주 좋다.

## 28. 콩과 돼지고기 · 치즈

콩죽이나 콩비지는 유난히 땀이 많은 어린이에게 좋으며, 된장콩은 신
경이 예민한 어린이나 비만해지기 쉬운 어린이에게 아주 좋고, 두유는 장
이 튼튼하지 못한 어린이에게 좋다. 또 콩기름에는 올레산, 리놀산, 리놀
레산 등이 들어 있어서 어린이에게 좋다.

그러나 콩은 더덕과 궁합이 맞지 않는다. 누런 콩은 돼지고기를 꺼린
다. 《식료본초》에서는 "아기가 콩을 볶아 돼지고기와 함께 먹으면 반드시
기(氣)가 막혀 10 중 8, 9는 죽는다. 10세 이상은 괜찮다"라고 했다. 또한
치즈와 콩을 배합해도 안 좋다. 치즈의 칼슘과 콩의 인산이 만나 인산칼

숨을 만들어 흡수되지 않기 때문이다.


### 29. 토마토와 부추, 토마토와 설탕

토마토는 어린이가 더위를 잘 타거나 갈증을 호소할 때 좋다. 또한 어린이가 신경흥분으로 쉽게 긴장하고 쉽게 불안해할 때 진정시켜준다. 따라서 감정의 변화가 매우 심한 어린이에게 좋다. 특히 토마토와 부추는 궁합이 잘 맞는다. 그러나 토마토와 설탕을 배합하면 토마토의 비타민 B가 당분대사를 원활히 해주는 대사작용을 설탕이 방해하기 때문에 좋지 않다.


### 30. 팥과 소금, 팥과 설탕

팥은 이뇨작용, 해독작용이 강한 식품이다. 팥은 어혈을 제거하며, 조혈작용, 보혈작용을 한다. 비타민 $B_1$과 사포닌이 많이 들어 있어 독을 풀고 배변을 촉진하여 장을 깨끗이 해준다. 특히 팥으로 만드는 음식에 소금을 넣으면 독을 풀고 배변을 부드럽게 하는 팥의 작용이 더욱 강화된다. 그러나 설탕을 넣으면 변비가 되기 쉬울 뿐 아니라 비타민 $B_1$도 소비되어버린다.

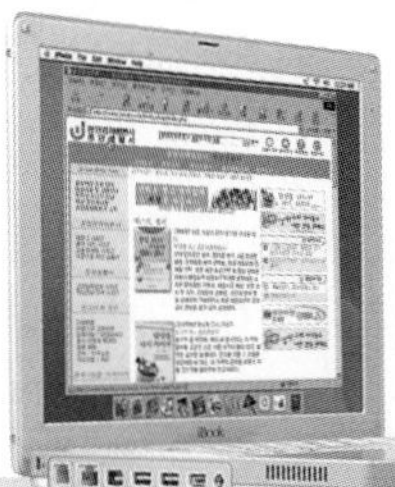

## 중 앙 생 활 사
## 중앙경제평론사

**Joongang Life Publishing Co./Joongang Economy Publishing Co.**

중앙생활사는 건강한 생활, 행복한 삶을 일군다는 신념 아래 설립된 건강 · 실용서 전문 출판사로서
치열한 생존경쟁에 심신이 지친 현대인에게 건강과 생활의 지혜를 주는 책을 발간하고 있습니다.


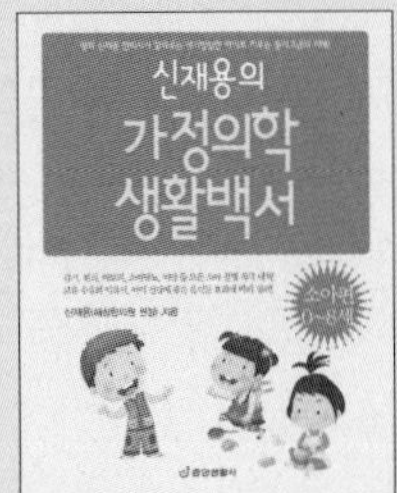

### 신재용의 가정의학 생활백서

초판 1쇄 인쇄 | 2012년 10월 20일
초판 1쇄 발행 | 2012년 10월 25일

지은이 | 신재용(Jaeyong Sin)
펴낸이 | 최점옥(Jeomog Choi)
펴낸곳 | 중앙생활사(Joongang Life Publishing Co.)

대  표 | 김용주
편  집 | 한옥수 · 고형석
기  획 | 문희언
디자인 | 이여비
마케팅 | 최기원
인터넷 | 김회승

출력 | 현문자현   종이 | 한솔PNS   인쇄 · 제본 | 현문자현

잘못된 책은 바꾸어 드립니다.
가격은 표지 뒷면에 있습니다.

ISBN 978-89-6141-101-1(13510)

등록 | 1999년 1월 16일 제2-2730호
주소 | ㉾100-826 서울시 중구 다산로20길 5(신당4동 340-128) 중앙빌딩 4층
전화 | (02)2253-4463(代) 팩스 | (02)2253-7988
홈페이지 | www.japub.co.kr 이메일 | japub@naver.com | japub21@empas.com
♣ 중앙생활사는 중앙경제평론사 · 중앙에듀북스와 자매회사입니다.




▶ 홈페이지에서 구입하시면 많은 혜택이 있습니다.

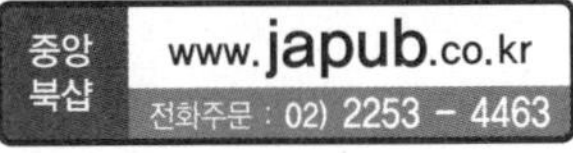



※ 이 도서의 국립중앙도서관 출판시도서목록(CIP)은 e-CIP 홈페이지(www.nl.go.kr/cip.php)에서
이용하실 수 있습니다.(CIP제어번호: 2012003881)